Mit Diabetes leben lernen

Axel Hirsch

Mit Diabetes leben lernen

Wege zur seelischen Bewältigung des Diabetes

pAL

Die Deutsche Bibliothek - CIP-Einheitsaufnahme

Hirsch, Axel:
Mit Diabetes leben lernen : Wege zur seelischen Bewältigung des Diabetes / Axel Hirsch. - Mannheim : PAL, 1992
(Körper und Seele)
ISBN 3-923614-56-X

Druck und Bindung: Kösel, Kempten
Die Ratschläge dieses Buches sind vom Autor und dem Verlag sorgfältig geprüft. Autor und Verlag können jedoch keine Garantie geben und schließen jede Haftung für Personen-, Sach- und Vermögensschäden aus.
Der Umwelt zuliebe wurde dieses Buch auf chlorfreiem Papier gedruckt.

Inhalt

Vorwort

Seit meinem ersten Buch zur seelischen Bewältigung des Diabetes sind einige Jahre vergangen. Auch mein Diabetes ist älter geworden und manche meiner Auffassungen haben sich gewandelt. Ich habe mehr Probleme mit dem Diabetes als in der Anfangszeit, in der mir alles einfach und geradezu lächerlich erschien. Der Diabetes geht mir ab und zu auf die Nerven, was ich mir früher überhaupt nicht vorstellen konnte.

Ich habe einige Jahre gut mit der Devise leben können: „Da mußt du durch, es gibt Schlimmeres, ein bißchen mehr Disziplin kann dir nicht schaden." Ich war dem Diabetes fast ein wenig dankbar dafür, daß er mich auf meine Grenzen verwies. Ich war stolz auf mich, wie gut ich mit diesen Einschränkungen leben konnte. Gelobt war, was hart machte. Ich habe fast bereitwillig auf alles verzichtet, was wegen des Diabetes ungünstig war. Nicht einmal Diätsüßigkeiten habe ich die ersten Jahre gegessen. Mit dieser Bescheidenheit oder Askese fühlte ich mich gut. Ich glaubte anderen demonstrieren zu müssen, was man an Einschränkungen verkraften kann, ohne sich darüber aufzuregen.

Im Laufe der Zeit ist für mich wieder mehr in den Vordergrund getreten, wie schön und wichtig es ist, etwas zu genießen. Da ist erst einmal das Essen, aber auch die Spontaneität im Alltag: mal ohne Vorplanung eine Runde zu joggen oder ganz früh oder spät ins Bett zu gehen, weil es Spaß macht, noch mit anderen zusammenzusitzen. Dabei stört der Diabetes manchmal, weil ich doch immer an ihn denke. Ich finde es nun viel wichtiger, möglichst die Genüsse, die das Leben bietet, auch als Diabetiker auskosten zu können, sich nichts verbieten zu müssen, weil es das Leben reicher und schöner macht.

Beides ist richtig und wichtig: Genießen und sich bescheiden zu können, Freizeit und Arbeit, Lust und Verpflichtung zu erleben und zu akzeptieren, und in dieser Spannung zufrieden sein zu können.

Wie bekomme ich mit meinem Diabetes beides unter einen Hut? Ich brauche dazu eine Diabetestherapie, die mir bei möglichst geringem Aufwand viele Freiräume schafft. Wenn dann mein Diabetes mit dem in Widerspruch gerät, was ich gerade tun will, muß ich mich entscheiden. Der Diabetes ist ein wichtiges Moment in meinem Leben, aber nicht das einzige, von dem ich Entscheidungen abhängig mache. Ich bin in dieser Entscheidung genauso frei wie jemand, der sich für das Rauchen entscheidet, obwohl er die Risiken kennt. Mein Diabetes diktiert mir nichts, wenn ich es nicht will.

Ich muß mich deshalb über den Diabetes nicht ärgern. Es bringt nichts, sich über Unabänderliches immer wieder aufzuregen. Veränderungen bei Problemen im Umgang mit dem Diabetes sind möglich, wenn wir unsere Fähigkeiten, mit denen wir auch andere Probleme gelöst haben, weiterentwickeln und richtig einsetzen. Selten muß man etwas völlig umkrempeln. Es ist viel besser, die eigenen Kräfte in die richtige Bahn zu lenken.

Dieses Buch wendet sich an erwachsene Diabetiker, die Möglichkeiten suchen, mit ihrem Diabetes besser zurechtzukommen. (Ich spreche vereinfacht immer von Diabetikern, aber ich meine natürlich Männer und Frauen.)

Dieses Buch handelt nur wenig von den technischen Problemen einer guten Diabetesführung. Hierüber gibt es genügend gute Literatur (vgl. Literaturempfehlungen im Anhang). Ich möchte mich viel mehr mit den Fragen beschäftigen: Wenn ich genau weiß, was ich eigentlich als Diabetiker tun müßte, um gut damit leben zu können, warum tue ich es nicht (ausreichend)? Was kann ich tun, um mich mit meinem Diabetes zu versöhnen, so daß er nicht mein Feind oder Diktator, sondern mein Begleiter wird? Wie kann ich erreichen, meinem Diabetes gerade so viel Beachtung zu schenken, daß ich mich auf meine eigene Weiterentwicklung konzentrieren und den Diabetes wieder „vergessen“ kann? Welche Gedanken und Gefühle hindern mich daran? Welche seelischen Probleme können bei der Bewältigung des Diabetes auftreten und wie kann man damit umgehen?

Das beginnt bei so einfachen Dingen wie sprachlichen Begriffen. Als was bezeichnen Sie sich aufgrund Ihres Diabetes: als „krank“, „behindert“, „eingeschränkt“ oder „bedingt gesund“?

Argumente gibt es für jedes Etikett, und jedes führt zu anderen Gefühlen. So werden Sie sich, wenn Sie sich als „krank“ beschreiben, schlechter fühlen, als wenn Sie sich „bedingt gesund“ nennen. Ich bevorzuge für mich „behindert“, weil ich bei „bedingt gesund“ den Verdacht hege, jemand wolle seine Behinderung nicht wahrhaben. Und es ist natürlich objektiv eine Behinderung, wenn ich bestimmte Dinge erst tue, nachdem ich den Blutzucker bestimmt habe. Oder wenn ich auf Sport verzichte, wenn der Blutzucker hoch und Azeton im Urin ist. Auch in einem anderen Sinn erscheint mir der Begriff der Behinderung günstiger, nämlich gegenüber dem Begriff der „Krankheit“. Bei Krankheit besteht meist die Vorstellung, sie sei heilbar: Diabetes wäre damit eine besonders schwere, weil chronische Krankheit. Für eine Behinderung ist dagegen typisch, daß ein Defizit bestehenbleibt, das bestenfalls mit Hilfsmitteln (z.B. einer Prothese) kompensiert werden kann. In diesem Sinne ist Diabetes eine Behinderung mit Insulin als chemischer Prothese.

Wenn Sie besser mit Ihrem Diabetes leben möchten, dann können Sie selbst viel dazu beitragen. Bei schwereren seelischen Problemen kann es sinnvoll sein, wenn Sie sich in einer Psychotherapie durch einen Fachmann Unterstützung holen.

Ich habe meine Überlegungen mit vielen Diabetikern diskutiert und danke allen, die mir auf diese Weise geholfen haben, meine Gedanken zu präzisieren. Jedes neue Gespräch bringt mir weitere Erkenntnisse, auf wie vielfältige Weise man Probleme bewältigen kann, aber auch, welche Fallen noch möglich sind. Ich habe versucht, all diese Erfahrungen in dieses Buch einfließen zu lassen, um möglichst vielen Diabetikern gerecht zu werden. Trotzdem treten manchmal noch Mißverständnisse auf, wenn ich meine Überlegungen darlege. Aus diesem Grund möchte ich Sie, liebe Leserin, lieber Leser, wenn Sie mit meinen Überlegungen nicht einverstanden sind oder Ihnen andere wichtige Gedanken dazu kommen, ermutigen, mir dies mitzuteilen. Ich werde versuchen, solche Stellungnahmen zu beantworten und in meiner weiteren Arbeit zu berücksichtigen.

Dr. Axel Hirsch
Schäferkampsallee 44
2000 Hamburg 36

Folgende Abkürzungen verwende ich in diesem Buch:

BZ	Blutzucker
Hypo	Hypoglykämie/Unterzuckerung
BE	Broteinheit
KH	Kohlenhydrate
ICT	Intensivierte konventionelle Insulintherapie/ Basis-Bolus-Therapie

Kapitel 1
Was ist Diabetes und welche Formen gibt es?

Diabetes ist eine Störung des Kohlenhydratstoffwechsels, die durch einen teilweisen oder völligen Ausfall des Hormons Insulin entsteht. Sie führt unbehandelt zu einem ständig erhöhten Blutzuckerspiegel, der den Körper schädigt und bei starkem Insulinmangel schnell zum Tode führt. Langfristig ergeben sich bei relativem Insulinmangel, z. B. auch bei einer unzureichenden Therapie, diabetische Folgeerkrankungen. Wer Diabetes hat, muß sich sein Leben lang darauf einstellen, mit der Krankheit zu leben.

Diabetes tritt in zwei völlig verschiedenen Formen auf: als Typ-I-Diabetes (Kinder- und Jugenddiabetes) und als Typ-II-Diabetes (Erwachsenen- oder Altersdiabetes). Typ-I-Diabetiker erkranken meist vor dem 40. Lebensjahr (größte Häufigkeit um das 11. - 13. Lebensjahr) und Typ-II-Diabetiker nach dem 40. Lebensjahr (größte Häufung ab 60 Jahren mit wachsender Tendenz). Typ-I-Diabetiker brauchen wegen ihres starken Insulinmangels sehr schnell Insulin, während Typ-II-Diabetiker oft noch lange mit ihrem körpereigenen Insulin auskommen und erst nach vielen Jahren Insulin benötigen.

Wegen des unterschiedlichen Alters und der unterschiedlichen Therapie haben die beiden Diabetesformen für die Betroffenen eine ganz unterschiedliche Bedeutung. Wer mit 11 Jahren an Typ-I-Diabetes erkrankt, hat noch fast sein ganzes Leben vor sich. Die Krankheit kann zu vielfältigen Konflikten zwischen dem Erkrankten und seinen Eltern führen. Das Kind muß mit seinem Diabetes die Jugend durchleben, von den Eltern unabhängig werden und seine Berufsausbildung als Diabetiker bestehen. Auch bei der Partnersuche und Familiengründung spielt der Diabetes mit. Eine Diabetikerin kann heute gesunde Kinder bekommen, aber dafür muß sie es mit dem Diabetes eine Zeitlang sehr genau nehmen.

Die heutige Form der Insulintherapie macht es möglich, das Leben relativ normal zu gestalten, sich von dem zeitlichen und ernährungsmäßigen Reglement zu befreien und in eigener Verantwortung den Stoffwechsel flexibel zu führen. Die intensivierte konventionelle Insulintherapie (ICT) und die Therapie mit der Insulinpumpe finden immer mehr Anhänger. Es ist heute möglich, den Blutzucker auf diese Weise ziemlich normal zu halten und damit Folgeerkrankungen weitgehend zu verhindern.

Ganz anders ist die Situation beim Typ-II-Diabetes. Meist ohne größere Beschwerden findet der Arzt zufällig erhöhte Blutzukkerwerte. Der Betroffene ist oft am Ende seines Arbeitslebens, die Kinder sind längst erwachsen und er denkt an die Zeit, in der er in Rente ist. Dieser Mensch hat einen festen Lebensrahmen mit vielen fest etablierten Gewohnheiten in bezug auf Arbeit, Freizeit und Aktivitäten, Hobbies und Ernährung. Empfehlungen und Forderungen des Arztes, jetzt noch etwas an der Lebensweise zu verändern, haben eine ganz andere Bedeutung als für den jungen Diabetiker. Aussagen wie: „Was soll ich jetzt noch ändern? Das Leben ist bald vorbei." höre ich nicht selten. Und da der Typ-II-Diabetes oft zu keinen deutlichen körperlichen Störungen führt, sind solche gewaltigen Umstellungen vom Diabetiker oft nicht einzusehen. Und sie sind oft auch nicht nötig!

Auch beim Typ-II-Diabetes gibt es Menschen, die ihre Erkrankung zum Anlaß für eine Änderung wichtiger Lebensgewohnheiten nehmen. Sie beginnen, sich gesünder zu ernähren, verzichten vielleicht auf Zigaretten und Alkohol oder schränken deren Konsum stark ein. Sie beginnen zu wandern, gehen regelmäßig schwimmen oder treten in eine Seniorensportgruppe ein.

Für ältere Typ-II-Diabetiker, die erst mit 70 Jahren oder noch später Diabetes bekommen, geht es vor allem darum, ständig sehr hohe Blutzuckerwerte zu vermeiden, um keine akuten Komplikationen durch den Diabetes, z.B. Erkrankungen an den

Füßen, zu bekommen. Werden blutzuckersenkende Tabletten oder Insulin benötigt, so sollen diese den Blutzucker nur so weit normalisieren, daß der Diabetiker frei von Beschwerden bleibt. Liegen die Werte nüchtern dauerhaft zwischen 150 und 200, so reicht dies meist aus, um das aktuelle Befinden zu verbessern.

Für eine gute Bewältigung des Diabetes ist es wichtig, daß Sie sich über diese Krankheit informieren und wissen, wie Sie selbst dazu beitragen können, Ihren Blutzucker (BZ) möglichst gut einzustellen. Deshalb möchte ich im nächsten Kapitel darüber sprechen, welche Möglichkeiten Sie haben, sich zu informieren.

Kapitel 2
Informieren Sie sich über die Krankheit Diabetes

Eine gute Bewältigung des Diabetes ist ohne genaue Kenntnisse über den Diabetes nicht möglich. Genaue Kenntnisse über Gefahren und Risiken sowie die im Gefahrenfall zu ergreifenden Maßnahmen ermöglichen es Ihnen, mit Diabetes weitgehend ohne Angst zu leben. Deshalb sollten Sie alle Informationsquellen nutzen, die Ihnen zur Verfügung stehen.

Sich das notwendige Wissen über den Diabetes anzueignen, kostet Zeit und Energie. Manche Diabetiker sagen, sie hätten nicht die Zeit, sich ausführlich über ihre Krankheit zu informieren bzw. befürchten, sie seien nicht gebildet genug, um die medizinischen Informationen zu verstehen.

Geht es Ihnen auch so? Dann sollten Sie folgendes bedenken: Wenn Sie sich nicht die Zeit nehmen, sich über Ihre Erkrankung zu informieren, dann machen Sie sich in hohem Maße von Ärzten und Fachleuten abhängig und fühlen sich sehr oft hilflos. Die Zeit, die Sie vielleicht durch das Sich–Nicht–Informieren sparen, verbringen Sie dann in Wartezimmern von Ärzten. Wenn Sie sich nicht zum Fachmann in Sachen Diabetes machen, dann verbauen Sie sich die Chance, gut mit Ihrem Diabetes leben zu können, und Sie bereiten sich mehr schlaflose Nächte als notwendig. Sie müssen nicht alles über den Diabetes sofort verstehen. Sie können sich dafür Zeit lassen und vor allem immer wieder bei Ärzten und anderen Diabetikern nachfragen.

Wo Sie sich allgemein über Diabetes informieren können

Hier kommen vor allem Ärzte, Diabetikerschulungen, Selbsthilfegruppen und Literatur zum Thema Diabetes in Frage.

Ärzte

Ärzte haben für Sie als Diabetiker je nach Diabetestyp und Lebenssituation eine ganz unterschiedliche Bedeutung. Die Routinebehandlung übernehmen vor allem Allgemeinmediziner und Internisten. Sie leiten die notwendige Therapie ein und überprüfen in regelmäßigen Abständen Ihren körperlichen Zustand in bezug auf Ihre aktuelle Stoffwechselsituation und mögliche Folgeerkrankungen.

Ihr Arzt erklärt Ihnen die grundlegenden Prinzipien, gibt Ihnen Informationsmaterial und überwacht die erste Einstellung. Ihre Fragen wird er, so gut er kann, beantworten. Es gibt jedoch nur wenige Ärzte, die Experten auf dem Gebiet des Diabetes sind. Sehr wahrscheinlich ist Ihr Arzt auch mit einer psychologischen Beratung oder Therapie überfordert, da er weder die Zeit dafür hat, noch darin ausgebildet ist. Eine Hilfe bei der psychischen Bewältigung des Diabetes können Sie bei Diplompsychologen oder Ärzten mit psychotherapeutischer Ausbildung finden.

In den letzten Jahren ist immer deutlicher geworden, daß Ärzten vor allem eine Aufgabe zufällt: Sie so weit zu schulen, daß Sie in der Lage sind, sich in normalen Alltagssituationen selbst helfen zu können. Sie können lernen, selbst auf notwendige Routinekontrollen zu achten, damit Sie den Diabetes im Griff haben und schnell auf Veränderungen reagieren können. Sie lernen zu unterscheiden, wann Sie ärztliche Hilfe benötigen, und welche Probleme Sie alleine lösen können. Als gut informierter Diabetiker werden Sie so zu Ihrem eigenen Arzt, der nur bei schwierigen Problemen ab und zu seinen „Oberarzt" um Rat fragen muß.

Wenn Sie ein geschulter Typ-I-Diabetiker ohne Folgeerkrankungen sind, dann gehen Sie normalerweise alle paar Monate zum Arzt, um sich Ihr Rezept für Insulin und Teststreifen zu holen, Ihren HbA1-Wert bestimmen zu lassen und aktuelle Probleme zu besprechen. Der HbA1-Wert des Blutes zeigt Ihnen die Güte der Stoffwechsellage für die vorhergehenden zwei bis drei Monate an. Einmal im Jahr erfolgt eine Routineuntersuchung der Augen beim Augenarzt, und Ihr Diabetesarzt prüft bei Ihnen die Nierenfunktion, macht eine Blutuntersuchung, mißt Ihren Blutdruck, kontrolliert die Durchblutung, betrachtet die Füße und überprüft die Funktion der Nerven an den Füßen mit Hilfe einer Stimmgabel.

Wenn Sie unter diabetischen Folgeerkrankungen leiden, dann sind häufige Arztbesuche notwendig, besonders bei Verletzungen oder Veränderungen an den Füßen.

Als Typ-II-Diabetiker haben Sie aufgrund Ihres Alters meist neben dem Diabetes auch noch andere Erkrankungen, besonders an den großen Gefäßen, die häufigere Arztbesuche nötig machen. Für Sie sind dieselben Routinekontrollen wie für den Typ-I-Diabetiker sinnvoll, aber hinzukommt eine Kontrolle der großen Gefäße. Ein erhöhter Blutdruck, der die gesundheitlichen Risiken erhöht, muß mit Medikamenten behandelt werden. Auch für den Hochdruckkranken gibt es inzwischen Schulungen, in denen er lernen kann, selbst auf seinen Blutdruck zu achten, die Therapie richtig durchzuführen und Gefahren rechtzeitig zu erkennen. Wenn Sie als Typ-II-Diabetiker keine intensivierte Insulintherapie durchführen, bei der Sie den Blutzucker durch regelmäßige Insulinanpassung selbst steuern, dann ist es sinnvoll, daß Sie sich bei größeren Veränderungen im Blutzuckerspiegel Rat und Hilfe beim Arzt holen.

Als Typ-II-Diabetiker leiden Sie vielleicht unter Übergewicht. Wenn Sie übergewichtig sind, spricht Ihr Körper schlechter auf das Insulin an und Sie brauchen deshalb mehr Insulin. Bei einer diabetischen Veranlagung reicht dann das Insulin, das Ihre Bauchspeicheldrüse noch zusätzlich produzieren kann, irgendwann nicht mehr aus. Die Folge ist, daß Ihre Blutzuckerwerte steigen. Wenn Sie es schaffen, abzunehmen (Sie müssen nicht Ihr Normalgewicht erreichen), dann „verschwindet“ Ihr Diabetes vielleicht wieder. Auf jeden Fall ist er dann viel leichter zu behandeln, weil Sie viel weniger Insulin brauchen oder nur Tabletten anstatt Insulin.

Es ist aber besonders für ältere Menschen ungemein schwer, ihr Gewicht zu normalisieren. Sie essen vielleicht schon sehr wenig, und trotzdem ist es noch zu viel. Leider helfen die Ärzte bei diesem Problem nur wenig, außer daß sie an die Diabetiker appellieren und ihnen Vorwürfe machen. Wenn Sie abnehmen möchten, dann finden Sie eine Fülle guter Kursangebote bei Krankenkassen, Volkshochschulen oder Gesundheitsämtern. Man muß es richtig üben, sich anders zu ernähren und körperlich aktiver zu werden, und gemeinsam mit anderen ist es oft leichter.

Regelmäßige Krankenhaus– oder Kuraufenthalte „zur Diabeteseinstellung", die früher üblich waren, haben heute weitgehend ihren Sinn verloren, jedenfalls insofern es nur um den Diabetes geht. Das mag manch einer bedauern, aber zu rechtfertigen sind diese Aufenthalte nicht mehr. Sie können als Diabetiker eine Kur machen, aber Sie brauchen sie wegen Ihres Diabetes normalerweise nicht dringender als ein Nichtdiabetiker, der sich einmal erholen will.

In der Anfangsphase Ihres Diabetes gibt es keine vernünftige Alternative dazu, sich in die Verantwortung eines Arztes zu begeben. Diese Abhängigkeit sollten Sie aber bald abbauen, weil Sie im Alltag viele Dinge alleine entscheiden müssen und können. Sie sollten für Routineprobleme selbst die Verantwortung übernehmen, wenn Sie gut mit Ihrem Diabetes leben wollen.

Wenn Sie Ihren Diabetes genau beobachten, können Sie sich selbst bald besser helfen, als es der Arzt könnte. Ärzte haben zwar das meiste allgemeine Wissen über den Diabetes, aber sie können nicht alle Besonderheiten des einzelnen Diabetikers erfassen, weil dies sehr viel Zeit kostet. Die beste Möglichkeit für Sie, alles Wesentliche schnell zu lernen, sowohl in der Theorie wie auch in der Praxis, bietet eine gute Diabetikerschulung. Wenn Sie sich Insulin spritzen, empfehle ich Ihnen eine stationäre Schulung über ein oder zwei Wochen im Krankenhaus, am besten in einer Diabetes–Schulungsstation.

Die Diabetikerschulung

Eine solche Schulung ist eine Art Kursus, der in der Regel aus einer festen Abfolge von Unterrichts- und Übungsstunden besteht. Der Unterricht in einer Gruppe von 5 bis 15 Diabetikern beinhaltet alle wesentlichen Bereiche, die Sie für das Leben mit Ihrem Diabetes brauchen.

Was wichtig ist, hängt natürlich von der Art Ihres Diabetes ab, besonders davon, ob Sie Insulin spritzen. Deshalb gibt es auch unterschiedliche Schulungen: Für Diabetiker ohne Insulin wurde z.B. eine Schulung bei niedergelassenen Ärzten entwickelt, die über 4 Doppelstunden – meist eine pro Woche – läuft. Themen dieser Schulung sind vor allem die gesunde Ernährung, die Harnzuckerselbstkontrolle und die Fußpflege. Für insulinspritzende Diabetiker gibt es Schulungen, die über ein oder zwei Wochen stationär im Krankenhaus laufen. Im Unterricht und in praktischen Übungen erfahren Sie alles über Themen wie: Was ist Diabetes? Selbstkontrolle; Unterzuckerung; Insulinwirkung; Spritztechnik; Insulindosisanpassung; Ernährung; Diabetes und Sport; Fußpflege; Diabetes und Partnerschaft; Folgeerkrankungen des Diabetes; sozialrechtliche Fragen bei Diabetes; Leben mit dem Diabetes.

Durch eine solche Schulung lernen Sie Ihren Diabetes sehr schnell kennen. Eine Schulung ist vergleichbar mit einer Fahrschule. Sie erwerben quasi die Fähigkeit, Ihren Diabetes anschließend selbst zu steuern. Es gibt inzwischen viele Diabetes–Schulungsstationen, in denen Ärzte mit Diabetesberaterinnen, Diätassistentinnen, Krankenschwestern, manchmal auch mit Psychologen die Schulung durchführen.

Die wichtigste Person in einem solchen Team ist für Sie die Diabetesberaterin, da sie in einer Zusatzausbildung alles Wichtige für den praktischen Umgang mit dem Diabetes gelernt hat. Während des Aufenthalts ermitteln die Ärzte gleichzeitig den derzeitigen Insulinbedarf und legen gemeinsam mit Ihnen eine geeignete Insulintherapie fest. Außerdem wird Ihr Gesundheitszustand geprüft, besonders in bezug auf diabetische Folgeerkrankungen, und es wird ein Therapieplan für zusätzliche Erkrankungen erstellt.

Literatur

Hierunter fallen Broschüren, Zeitschriften, Zeitungsartikel und Bücher rund um das Thema Diabetes. Die Diabetikerverbände, Apotheken und viele Arzneimittelhersteller verteilen z.T. sehr gute Broschüren über den Diabetes allgemein und über spezielle Aspekte. Da diese Broschüren nicht immer auf dem neuesten Stand sind, sollten Sie auf das Erscheinungsdatum achten. Diabetikerzeitschriften, die gute und aktuelle Informationen bieten, werden von den Diabetikerverbänden herausgegeben (siehe Anhang). Wenn Sie in Tageszeitungen oder Illustrierten etwas über eine neue Form der Diabetesbehandlung lesen, dann sollten Sie erst einmal mißtrauisch sein. Solche Neuerungen werden manchmal allzuschnell verbreitet, ohne richtig geprüft zu sein (z.B. der angebliche Blutzuckertest ohne Blutentnahme: dieser liegt noch in weiter Ferne).

Für den ersten Gesamtüberblick nützlich sind Bücher von Ärzten, die zur Aufklärung der Diabetiker geschrieben wurden. Aber Vorsicht: Ohne Schulung versteht man in solchen Büchern am Anfang leicht etwas falsch. Da in jedem Buch bestimmte Aspekte gut, andere dagegen weniger gut abgehandelt werden, ist es besser, wenn Sie mehrere Bücher lesen.

Eine Warnung: Nicht jeder, der über Diabetes schreibt, kennt sich auch aus. Einige schwarze Schafe wollen vor allem ein Geschäft machen und z.B. Nahrungsmittel, deren Wirkung auf den Diabetes nicht wissenschaftlich geprüft wurde (und die in der Regel gleich null ist) an den Mann oder die Frau bringen. Die wesentlichen gesicherten Erkenntnisse zum Diabetes wurden – das steht für mich beim Diabetes außer jedem Zweifel – von den

Schulmedizinern erarbeitet. Das Sicherste ist es deshalb, sich in Büchern zu orientieren, die von Fachärzten für Stoffwechselkrankheiten oder von Internisten geschrieben wurden.

Etwas anders ist es mit Broschüren und Zeitschriften von Selbsthilfegruppen. Dort schreiben auch Experten, und man bekommt viele wichtige Tips. Etwas Vorsicht ist allerdings auch hier geboten: Manchmal schreiben Diabetiker, die ein eigenes „System“ entwickelt haben, über etwas, das sie für das Ei des Kolumbus halten, das aber einer kritischen Prüfung nicht standhält.

Die Selbsthilfegruppe

Um in Ihrem diabetischen Wissen wirklich sicher zu werden, hilft Ihnen die Mitarbeit in einer Selbsthilfegruppe, zumindest bei Startschwierigkeiten und bei der Bewältigung von Komplikationen. Ich habe dort so vieles fast auf einen Schlag besser verstanden, daß mir diese Informationsquelle besonders wichtig erscheint. Das liegt daran, daß man hier mit Diabetes–Experten regelmäßig im Gespräch sein kann. Die Mitglieder in Selbsthilfegruppen sind wesentlich besser informiert als der Durchschnittsdiabetiker. Eine gute Selbsthilfegruppe vermittelt auch Zugänge zu Artikeln, Vorträgen und Seminaren, die man anderswo nur schwer findet.

Bewahren Sie einen kühlen Kopf, wenn Sie von neuen Erkenntnissen hören

Wie gehen Sie mit neuen Erkenntnissen zum Diabetes um? Haben Sie Angst, etwas zu verpassen? Sind Sie neugierig auf die Forschung? Oder bleiben Sie lieber beim alten?

Am besten ist es, wenn Sie weder starr auf dem Alten beharren, noch jede Neuerung sofort übernehmen. Wie Sie auf Neuerungen reagieren, kann von vielen Bedingungen abhängen, vor allem natürlich von der Notwendigkeit einer Veränderung (z.B.

schlechte Blutzuckereinstellung, ungünstiger Tagesablauf). Selbst wenn Ihre Einstellung nicht gut ist, sollten Sie eine Veränderung nicht überstürzen, weil sie vielleicht Umstellungen Ihres Lebensablaufs erfordert und noch nicht klar ist, ob sie Ihre BZ Werte verbessert bzw. für Ihren Diabetes förderlich ist. Mancher Diabetiker, der mit älteren Rinderinsulinen Jahrzehnte gut eingestellt war, meint vielleicht, er müsse seine Insulintherapie unbedingt modernisieren. Und er stellt dann möglicherweise fest, daß er mit der neuen Therapie viel schlechter zurechtkommt und daß er viel schlechtere BZ-Werte hat.

Üben Sie etwas Zurückhaltung gegenüber Neuerungen. Oft kommt etwas auf den Markt, das sich nach einiger Zeit als unpraktisch, überflüssig oder gar schädlich erweist. Beispiele hierfür gibt es genug. Eines ist der Übergang vom mehrfachen Spritzen kurzwirkenden Normalinsulins auf ein bis zwei Spritzen Verzögerungsinsulin in den dreißiger Jahren. Man kann in Biographien von Diabetikern nachlesen, zu welcher Akrobatik im Lebensablauf die Therapie mit ein oder zwei Spritzen oft führte, ohne daß damit starke Blutzuckerschwankungen vermieden werden konnten. Für Typ-I-Diabetiker und jüngere Typ-II-Diabetiker setzt sich heute immer mehr die intensivierte Insulintherapie durch, bei der man lernt, den Insulinbedarf auf die Ernährungs- und Bewegungsbedürfnisse im Alltag durch mehrfache Gaben von Normalinsulin anzupassen.

Wenn Sie trotz einer schlechten Einstellung nichts an Ihrer Diabetestherapie ändern, dann mangelt es Ihnen möglicherweise an dem notigen Wissen und Selbstvertrauen, eine solche Veränderung durchführen zu können. Vielleicht haben Sie auch Angst vor Veränderungen oder Sie tun sich schwer, berechtigte Forderungen an Ihren Arzt zu stellen oder einen anderen, kompetenteren Arzt aufzusuchen.

Information hilft Ihnen, Denkfehler zu vermeiden

Manche Denkfehler sind bei Diabetikern, die nicht richtig geschult sind, noch sehr verbreitet. Haben Sie eine der folgenden Ansichten auch einmal gehabt oder haben Sie sie heute noch?

1. Denkfehler

„Wenn der Insulinbedarf steigt, ist das ein schlechtes Zeichen. Man muß versuchen, ihn niedrig zu halten."

Richtig ist folgendes: Es ist ganz normal, daß Ihr Insulinbedarf im Laufe der Zeit steigt, da die Insulinproduktion Ihres Körpers abnimmt. Wenn Sie die Insulindosis zu niedrig halten, dann riskieren Sie zu hohe BZ und dürfen entsprechend weniger essen. Besser ist es, wenn Sie Ihre Insulindosis jeweils danach festlegen, wieviel Ihr Körper zur Grundversorgung braucht (Basisinsulin) und wieviel Sie am Tag essen wollen (Bolusinsulin).

2. Denkfehler

„Wer einmal Insulin nimmt, muß dabei bleiben. Deshalb ist es am besten, dies hinauszuzögern."

Es ist richtig, daß man, hat man einmal Insulin genommen, in der Regel dabei bleibt. Ausgenommen davon sind Typ–II Diabetiker, die manchmal nach einer Gewichtsabnahme kein Insulin mehr benötigen oder dies nur in einer Schwangerschaft benötigen. Falsch ist dagegen, daß es am besten ist, die Einnahme von Insulin hinauszuzögern. Ein Hinauszögern einer notwendigen Insulintherapie beim Typ–II Diabetiker (der Typ–I würde ohne Insulin sterben) erhöht vor allem die Gefahr von Folgeerkrankungen. Insulin ist kein Medikament im üblichen Sinne, das man durch eine bessere Lebensführung ersetzen könnte oder das wie ein Suchtmittel abhängig macht.

3. Denkfehler

„Wer mit weniger Spritzen auskommt, ist besser dran. Also soll man es möglichst lange mit einer einzigen Spritze versuchen."

Sie sind besser dran, wenn Sie eine gute BZ–Einstellung erreichen, ob mit einer oder mit vier Spritzen. Meist ist es besser, mehr als einmal zu spritzen, weil Sie auf diese Weise eine bessere Einstellung erreichen.

Für eine gute Bewältigung Ihres Diabetes benötigen Sie neben allgemeinen Informationen zu Ihrer Erkrankung auch spezielle Informationen, die nur auf Sie zutreffen. Diese Informationen erhalten Sie durch die Selbstkontrolle, über die ich im nächsten Kapitel sprechen möchte.

Kapitel 3
Die Selbstkontrolle

Für eine gute Bewältigung der speziellen Anforderungen, die Ihr Diabetes an Sie stellt, ist die Selbstkontrolle Ihres Stoffwechsels eine unverzichtbare Voraussetzung. Nur Sie können die vielen für eine gute Bewältigung erforderlichen Messungen und Beobachtungen machen. Dies gilt besonders, wenn Sie Insulin spritzen.

Mit Hilfe der Selbstkontrolle können Sie

- kurzfristig Ihren aktuellen BZ–Wert bestimmen, wenn dieser Wert für eine anstehende Handlung (Bewegung, Essen oder Spritzen) Bedeutung hat,

- die Grundregeln kennenlernen, nach denen Ihr Diabetes (zur Zeit) verläuft.

Auch wenn Sie eine gute Selbstkontrolle für lästig halten, so sollten Sie darauf dennoch nicht verzichten. Sie haben durch sie mehr Vor– als Nachteile. Schauen wir uns einmal an, welches die Vorteile einer regelmäßigen Selbstkontrolle sind:

- Sie können Ihren Umgang mit dem Diabetes selbst aktiv gestalten und verändern.

- Sie können gefährliche Stoffwechselsituationen (hohe BZ–Werte mit Azeton im Urin) selbst oder mit Hilfe des Arztes korrigieren.

- Durch die Möglichkeit einer besseren Blutzuckereinstellung mindern Sie mit großer Wahrscheinlichkeit die Risiken für Folgeerkrankungen.

- Sie können wieder weitgehend normal leben und Ihre Pläne

verwirklichen.

- Sie bleiben leistungsfähig und gewinnen mehr Lebensqualität.

- Sie gewinnen mehr Freiheiten, indem Sie wieder fast normal essen und ohne Angst Sport treiben können.

- Sie müssen wegen Ihres Diabetes seltener ins Krankenhaus, haben weniger Arbeitsausfälle und senken das Risiko von Folgeerkrankungen.

Eine richtig durchgeführte Selbstkontrolle macht Sie auch auf andere Weise frei. Kein Diabetiker hat Lust, sein ganzes Leben lang bei jeder Entscheidung den Diabetes die erste Geige spielen zu lassen. Es gibt immer wieder Situationen, in denen der Diabetes stört, und in denen man sich auch einmal gegen den Diabetes entscheiden möchte. So geht es mir z.B. im Urlaub, wenn ich merke, daß meine BZ–Werte aufgrund des veränderten Rhythmus und einer veränderten Ernährung schlechter werden. Ich genieße die Urlaubssituation und sage mir vielleicht nach einigen Tagen erfolglosen Herumprobierens mit dem Insulin: „Für die zwei Wochen erlaube ich mir als Obergrenze für den BZ 250mg/dl und passe auf, daß ich ihn zwischendurch immer wieder herunterbekomme. Zu Hause strenge ich mich wieder an, da ist es sowieso leichter. Jetzt ist Pause."

Die Selbstkontrolle erlaubt es mir, mich immer wieder neu bewußt zu entscheiden, ob für oder gegen eine Blutzuckernormalisierung. Was meinen Sie: Lohnt es sich angesichts dieser vielen Vorteile nicht, die Selbstkontrolle regelmäßig durchzuführen?

Welche Möglichkeiten der Selbstkontrolle haben Sie?

Mit 4–6 Blutzuckertests täglich können die meisten Diabetiker eine gute BZ–Einstellung erreichen. Wenn Sie nur zweimal spritzen, dann genügen bei stabiler Blutzuckerlage oft zwei Tests pro Tag.

Zu den Grundregeln Ihres eigenen Diabetes gehören viele Einzelheiten, die Sie kennen sollten.

Folgende Fragen können Sie mit Hilfe der Selbstkontrolle beantworten:

1. Wie sieht Ihr BZ–Verlauf bei durchschnittlicher Ernährung und Insulindosierung ungefähr aus? Gibt es Tagesschwankungen im Insulinbedarf? Wie ist die Stabilität Ihres BZ–Verlaufs gegenüber kleinen Veränderungen, z.B. Verschiebungen von Zeiten, Jahreszeiten, Schlafrhythmus?

2. Wie ändert sich Ihr BZ bei Abweichungen in der Kohlenhydratmenge und –art und bei darauf abgestimmten Insulinanpassungen? (Bei intensivierter Insulintherapie: Wieviel Insulin brauchen Sie für eine BE abhängig von der Tageszeit?)

3. Wie stark senkt eine Einheit Normalinsulin Ihren BZ im Durchschnitt?

4. In welchem Ausmaß senkt körperliche Aktivität Ihren BZ und welche Insulinreduzierungen sind dadurch notwendig?

5. Welche Anzeichen sprechen bei Ihnen für eine Unterzuckerung?

6. Wie wirkt bei Ihnen das Insulin in Abhängigkeit von verschiedenen Spritzregionen (Bauch, Oberschenkel, Gesäß)?

7. Wie wirken sich Ballaststoffe, Fett– und Eiweißgaben bei gleicher Anzahl von Broteinheiten auf Ihren BZ aus?

8. Wie verändert sich Ihr BZ durch Streß?

Es ist nicht einfach, dies alles durch Probieren selbst herauszufinden. In einer guten Diabetikerschulung lernen Sie dafür die Grundlagen.

Für Ihre Selbstkontrolle können Sie Blutzucker–, Harnzucker– und Harnazeton–Teststreifen verwenden. Sie finden Ihren Testwert, indem Sie die Farbveränderungen der Teststreifen mit den Farben auf dem Teströhrchen vergleichen. Das Wichtigste ist heute die Blutzuckerselbstkontrolle. Nur der BZ–Wert gibt Ihnen präzise Informationen, wie hoch Ihr BZ zu einer bestimmten Zeit ist. Ohne den Blutzuckerwert wissen Sie bei ICT nicht, wieviel Normalinsulin Sie zur Mahlzeit brauchen, um Ihren BZ nahe am Normalbereich zu halten.

Blutzuckertestgeräte brauchen Sie nicht. Diese liefern nur scheinbar genauere Werte als der Farbvergleich. Sie sollten keinen Blutzuckerteststreifen wählen, den Sie nicht per Farbvergleich mit den Augen auswerten können. Sie können die Streifen mit einer scharfen Papierschere der Länge nach halbieren oder sogar dritteln. Dann brauchen Sie nur einen kleinen Bluttropfen und Sie sparen Teststreifen.

Auf weitere technische Details will ich hier nicht eingehen. Sie finden diese in verschiedenen Artikeln und Büchern (siehe Literaturempfehlungen im Anhang). Niedergelassene Ärzte sind zu einer kontinuierlichen Beobachtung und Begleitung beim Erlernen der Selbstkontrolle nach meinen Erfahrungen bisher selten in der Lage und bereit. In Zweifelsfällen können Sie in einer Selbsthilfegruppe Tips bekommen, wie Sie die Selbstkontrolle am besten handhaben.

Muß man seinen BZ regelmäßig kontrollieren?

Ja, das ist wichtig, weil Sie – mit Ausnahme extrem hoher oder niedriger Werte – in der Regel nicht spüren, wie hoch Ihr BZ ist. Von anderen und mir selbst weiß ich z.B., daß man sich zwischen 200 und 300 sehr wohl fühlen kann, ja sogar besser als bei normalen BZ–Werten. Da es wegen der Gefahr von Folgeerkrankungen wichtig ist, ob Sie im Durchschnitt einen BZ von 140 oder von 240 haben, und da Körpergefühle dies nicht zuverlässig anzeigen, müssen Sie Ihren BZ testen.

„Ich spüre deutlich, wenn mein BZ über 250 liegt. Deshalb brauche ich ihn nicht zu testen."

Denken Sie auch so? Mag sein, daß Sie recht haben. Viel wahrscheinlicher ist aber, daß Sie sich täuschen. Manche Diabetiker, besonders Jugendliche, benutzen eine Zeitlang diese Ausrede, um spontaner nach ihren Bedürfnissen leben zu können und sich nicht ständig an ihren Diabetes anpassen zu müssen. Auf den Diabetes zu achten, wie er wirklich ist, bedeutet für sie Zwang und Sklaverei. So verbauen sie sich aber selbst die Chance, ihren Diabetes kennenzulernen. Glauben Sie mir: Sie können lernen, auf Ihren Diabetes zu achten und dabei trotzdem die eigenen Bedürfnisse zur Geltung kommen zu lassen.

Wenn Sie trotzdem glauben, aufgrund Ihres körperlichen Befindens Ihre Blutzuckerwerte genau bestimmen zu können (nicht nur bei Unterzuckerungen, wo dies die meisten Diabetiker merken), dann machen Sie doch einmal folgenden Test: Überprüfen Sie einen Monat lang Ihre Einschätzung des BZ mittels Teststreifen. Schreiben Sie vor dem Test erst Ihre Schätzung auf und daneben den Testwert. Dann können Sie Ihre Treffsicherheit besser abschätzen.

Nach einem Monat werden Sie feststellen, daß Ihre Trefferquote nicht sehr hoch ist. Wenige Treffer können Zufall sein, und Zufälle sollten Sie nicht verallgemeinern. Es ist kein Kunststück, wenn Sie vorhersagen, daß Sie zwei Stunden nach dem Frühstück einen bestimmten Wert (z.B. 150) haben, den Sie zu dieser Zeit vielleicht sowieso meistens haben. Überprüfungen sind auch deshalb notwendig, weil sich eine Sensibilität für bestimmte Blutzuckerbereiche ebenso wie andere Aspekte des Diabetes im Laufe des Lebens verändern kann.

Wer sagt: „Ich kenne meinen Diabetes so gut, daß ich keine Testinstrumente brauche", überschätzt wahrscheinlich seine Möglichkeiten und läuft Gefahr, für seinen Diabetes Regeln anzuwenden, die nicht stimmen – mit der Gefahr, sich selbst zu schaden.

Wenn Sie Ihren Diabetes und die ihn begleitenden Symptome noch nicht genau kennen, dann können Sie im voraus nicht wissen, welche Anzeichen einer Unterzuckerung bei Ihnen besonders auffällig sind. Wenn Sie Ihre Körpergefühle am Anfang nicht mit Messungen vergleichen, laufen Sie Gefahr, Körpergefühle als Anzeichen für eine Hypoglykämie zu deuten, die in Wirklichkeit wenig damit zu tun haben, und Sie würden tatsächliche Hypos vielleicht nicht bemerken. Wenn Sie dagegen Ihre Symptome durch Vergleich mit Testwerten kennengelernt haben und herausbekommen, daß sie meist ähnlich sind, sollten Sie bei einer Unterzuckerung nicht mehr testen, sondern gleich Traubenzukker essen und evtl. danach testen. Wenn Sie sehr unterzuckert sind, kann es sonst passieren, daß Sie den Test nicht mehr durchführen können, weil Sie zu sehr zittern oder wegen des Zuckermangels im Gehirn gar nicht mehr fähig sind, den Test durchzuführen.

Da sich Ihr Diabetes weiterentwickelt und sich der Insulinbedarf ändern kann, müssen Sie die Regeln Ihres Diabetes routinemäßig und bei wiederholten unerwarteten Schwankungen immer wieder überprüfen. Wenn Sie eine ICT durchführen, sind Sie immer auf dem neuesten Stand. Ihr verständliches Bedürfnis, einfache Regeln zu haben, die sich nicht verändern und die Ihnen dadurch Sicherheit geben, kann Ihnen einen Streich spielen. Sie sollten immer mit Veränderungen rechnen und sie durch Testen möglichst schnell herausbekommen, um so Fehler nicht über längere Zeit beizubehalten.

Für viele Diabetiker ist das Führen eines Diabetiker-Tagebuches zur Routine geworden. Sie lassen sich durch nichts davon abhalten und sind regelrecht unzufrieden, wenn sie daran gehindert werden. Andere hören mit dem Protokoll auf, wenn sie wichtige Regeln kennen, nach denen ihr BZ verläuft. Wenn er unregelmäßiger wird, protokollieren sie wieder eine Zeitlang. Sind neue Regeln deutlich oder war es nur eine Störung und die alten Regeln stimmen wieder, hören sie wieder auf.

Es ist nichts gegen ein solches, nur zeitweiliges Protokollieren einzuwenden, da das Protokollieren ja nur den Sinn hat, daraus eventuelle Veränderungen in der Insulindosierung abzuleiten. Monate oder gar Jahre immer wieder dasselbe zu notieren, bringt nicht viel, außer daß man vielleicht in den Aufzeichnungen Anhaltspunkte findet, wie z.B. bei einer Grippe der Insulinbedarf steigt. Auch wer herausfinden will, wie er sein Insulin bei Leistungssport dosieren muß, wird das ohne genaue Aufzeichnungen kaum schaffen. Sie können aufgrund Ihrer Aufzeichungen Regeln über Ihren Diabetes herausfinden, und für das Gespräch mit Ihrem Arzt können die Aufzeichnungen sehr hilfreich sein.

Je nach Diabetestyp können Sie entweder nur den Harnzukker testen (wenn kein Insulin gespritzt wird), nur den BZ (das machen die meisten Diabetiker mit ICT) oder beide Meßverfahren kombinieren. Mit dem Harnzuckertest, der für insulinspritzende Diabetiker heute nur noch wenig Bedeutung hat, kann man testen, ob der BZ seit dem letzten Wasserlassen die Nierenschwelle – sie liegt etwa bei 160 – 180 mg% BZ – überschritten hat. Folgende Fragen lassen sich durch den BZ– und Harnzuckertest gut beantworten:

Morgens:
Harnzucker: Lag der BZ irgendwann nachts zu hoch?
Blutzucker: Ist der BZ so hoch, daß ich zum Arzt gehen sollte? Was muß ich jetzt spritzen, um einen evtl. zu hohen BZ zu normalisieren?
Vor den Mahlzeiten (bei ICT):
Blutzucker: Was muß ich jetzt spritzen, um den BZ zu normalisieren?
Nach den Mahlzeiten:
Harnzucker und Blutzucker: Habe ich die Ernährung richtig berechnet und das Insulin richtig dosiert? Steigt der BZ nach dem

Essen zu hoch an?

Die folgende Tabelle zeigt Ihnen die wichtigsten Charakteristika der Blutzucker– und Harnzuckertestung.

Harnzuckertest	**Blutzuckertest**
Meßverfahren billig Keine Blutentnahme Toilette notwendig	Meßverfahren teuer Blutentnahme erforderlich überall durchführbar
Zeigt an, ob und wie stark der BZ in der Zeit seit dem letzten Wasserlassen über der Nierenschwelle (etwa 180mg/dl) gelegen hat. Gut geeignet, um festzustellen, ob der BZ irgendwann (z.B. nachts) zu hoch lag. Zeigt jedoch nicht, wann und wie lange er hoch war.	Gibt den BZ-Wert zur Zeit der Messung an
„Rückwärts-Blick“: Habe ich zuviel gegessen? Hat das Insulin gereicht?	„Vorwärts-Blick“: Wieviel muß ich jetzt spritzen? Sollte ich jetzt Sport treiben?
Keine Kontrollmöglichkeit für Werte unter der Nierenschwelle	Jeder Wert wird direkt gemessen. Gut geeignet, um jeden BZ und Unterzukkerungen festzustellen
Ungeeignet bei hoher Nierenschwelle	Unabhängig von der Nierenschwelle

Spielen Sie die beiden Testmöglichkeiten nicht gegeneinander aus, denn letztlich entscheidet, ob die Werte richtig bewertet und ob richtige Konsequenzen gezogen werden. Eine systematische Harnzuckertestung kann unter Umständen mehr Orientierung geben als eine unsystematische BZ-Testung.

Wie oft Sie Ihren BZ testen und wie Sie dabei vorgehen sollten

Aufgrund der Kosten für die Streifen, aber auch, um sich selbst nicht verrückt zu machen, sollten Sie ökonomisch testen, d.h. vor allem dann, wenn Sie mit Insulin den BZ korrigieren möchten, also vor den Hauptmahlzeiten. Außer in der Schwangerschaft und in besonderen Situationen reichen 4–6 Tests pro Tag auch für die Diabetiker, die ihr Insulin an die Mahlzeiten anpassen. Wie man das genau macht, lernt man in einer Schulung.

Wenn Sie z. B. testen möchten, wie sich vermehrte sportliche Tätigkeit auf Ihren BZ auswirkt, dann sollten Sie ein paarmal zur gleichen Tageszeit im gleichen Umfang Sport treiben, z.B. eine Stunde Laufen von 19 – 20 Uhr. Lassen Sie alle Bedingungen konstant bis auf die Insulindosis zum Abendbrot um 18 Uhr. Schreiben Sie den BZ vor dem Abendbrot auf, die Menge der gegessenen BE und die Insulindosis, und testen Sie nach dem Sport ein zweites Mal. Fangen Sie mit der Hälfte Ihrer üblichen Insulindosis an und korrigieren Sie je nach dem Ergebnis nach oben oder unten. Auf der nächsten Seite sehen Sie in Form eines Sportprotokolls, wie das aussehen könnte.

Damit Sie die Auswirkungen einer veränderten Lebensweise, etwa mehr Bewegung, abschätzen können, sollten Sie im Idealfall also immer nur eine Bedingung von mehreren verändern (entweder die Kohlenhydratmenge, die Bewegung oder das Insulin) und nicht mehrere auf einmal. Nur so können Sie sicher herausfinden, wie sich die Veränderung auf Ihren BZ auswirkt. Ich habe gelegentlich aus Ungeduld mehrere Bedingungen verändert und dabei dann trotz viel Selbstkontrolle nicht verstanden, worauf mein BZ-Verlauf zurückzuführen war. Besonders bei Streß wird leicht übersehen, was sonst noch alles auf den BZ eingewirkt hat.

Das Auffinden aller Veränderungen von Regeln kann bei diesem Verfahren u.U. länger dauern, aber Sie können bei diesem vorsichtigen Vorgehen Sicherheit bekommen, daß Sie die Grundregeln erfassen. Sonst besteht Gefahr, ein Chaos von Regeln zu produzieren.

Mein Sportprotokoll vom 23.3. bis 29.3.
Essen: 18 Uhr; Sport 19 bis 20 Uhr

Tag	**18Uhr**			**20Uhr**	**Bemerkungen**
	BZ	Insulin	BE	BZ	
23.3	130	6	4	140	kein Sport
24.3	120	3	4	160	Laufen, Reduktion um 50%, zu stark reduziert.
25.3	100	6	4	120	kein Sport
26.3.	130	4	4	110	Laufen; genau richtig dosiert.
27.3	140	4	4	130	Laufen; richtig dosiert; ich brauche also nur 70% der sonst üblichen Dosis für diesen Sport!
28.3	90	6	4	100	kein Sort
29.3.	280	8	-	220	kein Sport wegen Aceton

Wenn Sie nur zweimal am Tag Insulin spritzen oder nur blutzuckersenkende Tabletten benötigen, können Sie Ihren normalen Blutzuckerverlauf am besten überprüfen, wenn Sie morgens einen guten Wert haben, sagen wir einmal 130mg/dl. Bei normalem Tagesablauf hinsichtlich Essen, Bewegung und Insulindosen testen Sie dann vor und 1–2 Stunden nach dem Essen Ihren BZ. Das ergibt den Grundverlauf. Wiederholungen machen das Profil zuverlässiger. Sind die Werte zu einem Zeitpunkt mehrfach unter vergleichbaren Bedingungen zu hoch oder zu niedrig, wird eine

Bedingung verändert, z. B. bei zu hohem BZ nach dem Frühstück und zum Mittag: etwas mehr kurzwirkendes Insulin (oder eine andere Insulinmischung) oder weniger Kohlenhydrate zum Frühstück. Die Wirkung dieser Maßnahme überprüfen Sie wiederum mehrfach. Sind dann immer noch die BZ–Werte zu hoch, dann verändern Sie die nächste Bedingung, z. B. verringern Sie die Zwischenmahlzeit am Vormittag.

Ein gutes Beispiel für eine wichtige Prüfung ist der Fastentag, den einige Schulungsstationen zur Ermittlung des Basisinsulinbedarfs für die ICT durchführen. Man fastet dazu einen Tag lang oder läßt Mahlzeiten ausfallen. Man spritzt nur das Basisinsulin und läßt das Mahlzeiteninsulin weg. Bei einem gut dosierten Basisinsulin müßte dann der BZ den ganzen Tag über auf etwa konstanter Höhe bleiben. Wenn man zu häufig unterzuckert, muß die Insulindosis gesenkt werden, steigen die Werte an, war es zu wenig Basisinsulin.

Vielleicht haben Sie wie viele andere Diabetiker Probleme damit, die letzte Insulindosis vor dem Zubettgehen so abzustimmen, daß Sie morgens mit einem guten BZ–Wert aufwachen (normalerweise bis 130). Man muß oft auf der Schulungsstation eine ganze Weile herumprobieren, bis das klappt. Leider sind viele Verzögerungsinsuline nicht so in ihrer Wirkung, daß sie gut auf den Insulinbedarf für die Nacht und den frühen Morgen passen. Manche Diabetiker, bei denen der BZ morgens immer wieder hoch ansteigt, kommen besser mit einer Insulinpumpe zurecht.

Alle Anpassungsregeln für das Insulin stimmen darin überein, Veränderungen der Insulindosis erst vorzunehmen, wenn

- ausgeschlossen ist, daß der schlechte BZ–Wert durch aktuelle Fehler entstanden ist (z.B. in der Ernährung oder durch Fehler beim Spritzen).
- der schlechte BZ–Wert mehrfach (2–3x) unter vergleichbaren Bedingungen gemessen wurde.

Die zweite Bedingung gilt nicht bei nächtlichen Unterzuckerungen. Dort reagiert man jeweils schon nach dem ersten Auftreten mit einer Reduzierung der Insulindosis für die folgende Nacht.

Die Regeln des eigenen Diabetes zu finden, erfordert neben der planvollen Erforschung auch etwas Gelassenheit. Wenn Sie versuchen, über Ihren Diabetes alles auf einmal ohne Planung einer Schrittfolge herauszubekommen, dann werden Sie die Selbstkontrolle sehr oft, aber nicht besonders systematisch durchführen. Sie interpretieren dann die Ergebnisse leicht falsch, indem Sie glauben, eine Gesetzmäßigkeit entdeckt zu haben, die in Wirklichkeit gar nicht existiert.

Wenn die Selbstkontrolle zur Sucht oder zum Zwang wird

Wenn Sie durch die Selbstkontrolle keine allgemeinen Regeln finden, dann versuchen Sie vielleicht, jeden Tag zu allen kritischen Zeitpunkten (vor dem Spritzen, nach den Mahlzeiten, vor körperlicher Bewegung) zu testen. Sie sind dann geradezu „kontrollsüchtig“ und geraten ohne Teststreifen in Panik. Das Testen wird für Sie dann zu einer Art Zwang. Sie leben aufgrund Ihrer Hilflosigkeit vielleicht ziemlich regellos und nehmen immer wieder unkontrolliert Veränderungen in Ihrer Ernährung, Bewegung und Ihrer Insulinmenge vor, ohne daß sich ein Gefühl der Sicherheit einstellt. Oder aber Sie vermeiden viele Verhaltensweisen aus Angst, sie könnten die Stoffwechsellage verschlechtern, ohne daß Sie dies systematisch prüfen. All das führt zu Einschränkungen in Ihrem Leben.

In diesen Fällen erreicht die Selbstkontrolle das genaue Gegenteil von dem, was Sie erreichen soll: nämlich eine gute Stoffwechsellage bei möglichst normaler Lebensführung im Bewußtsein, den Diabetes im Griff zu haben. Sehr viel zu testen ist nicht nur unökonomisch, sondern bietet auch weniger Sicherheit. Vielleicht machen Sie unbemerkt immer wieder dieselben Fehler.

Dann sollten Sie (noch einmal) in eine Schulung gehen. Oder Sie machen alles dadurch zu kompliziert, daß Sie immer wieder gleich etwas verändern. Dann kann es helfen, mal 1–2 Wochen alles etwas regelmäßiger zu machen und an den Insulindosen über diese Zeit nichts zu verändern. Entweder Sie sehen dann selbst, was verkehrt läuft, oder Sie finden es im Gespräch mit Ihrem Diabetesarzt gemeinsam heraus.

Ähnliche Schwierigkeiten hat der „Sicherheitsfanatiker". Dieser testet auch zu den Zeitpunkten immer wieder, zu denen er seinen BZ überhaupt nicht beeinflussen kann oder zu denen es gar gefährlich wäre. (Z.B. wäre eine Insulinkorrektur nach einer Mahlzeit gefährlich, weil der BZ dann meist von allein durch die Insulinwirkung noch absinkt, so daß Extra–Insulin zu einer Unterzuckerung führt – das ist die sogenannte Doppelkorrektur.) Er kennt eigentlich seine Regeln, hat aber solche Angst vor jedem einzelnen schlechten BZ–Wert und Veränderungen der Stoffwechsellage, daß er vor lauter Testen nicht zur Ruhe kommt. Aus Angst vor Folgeerkrankungen erscheint ihm schon ein einzelner BZ–Wert als eine Katastrophe, während dieser tatsächlich aber nur eine geringe Bedeutung hat.

Es gibt zwei Arten von Fehlern, die Menschen in ihrem Streben nach Erkenntnis machen:

1. Sie sehen den Wald vor lauter Bäumen nicht, weil sie alles gleichzeitig beachten und so keine Gesetzmäßigkeiten entdecken können oder

2. sie machen aus jeder Mücke einen Elefanten (aus jedem Zufall ein Gesetz), weil sie alles für bedeutsam halten.

Wenn Sie sich ständig mit Ihrem Diabetes beschäftigen und alles erklären wollen, verfallen Sie fast zwangsläufig in diese Fehler. Sie entwickeln ein immer komplizierteres System von der Funktionsweise Ihres Diabetes, weil Sie jede Abweichung von Ihren Prognosen zu erklären versuchen. Wenn Sie zufälligen Abweichungen zu viel Beachtung schenken, dann riskieren Sie, die wirklich bestehenden grundlegenden Gesetzmäßigkeiten zu übersehen. Sie denken dann z. B., daß Ihre größeren Blutzuckerschwankungen von Streß ausgelöst werden (ein häufiger Denkfehler während es in Wirklichkeit vielleicht eine falsche Verteilung der Broteinheiten oder eine zu kurze Insulinwirkung ist, die zu den Abweichungen führt.

Um gut mit Ihrem Diabetes leben zu können, benötigen Sie eine gewisse Gelassenheit gegenüber Ausrutschern und unerwarteten Veränderungen. Wie Sie diese erreichen können, darüber erfahren Sie mehr in Teil II dieses Buches.

Was tun, wenn Sie keine Regeln über Ihren Diabetes finden können?

Wenn Sie trotz systematischer Selbstkontrolle keine Regeln über Ihren Diabetes finden können, dann gehören Sie vielleicht zu den wenigen Diabetikern, deren Diabetes sehr unregelmäßig abläuft. Es kann aber auch sein, daß Sie unbewußt die Selbstkontrolle unsystematisch durchführen, so daß Ihnen Regeln entgehen. Welche Gründe kann es dafür geben? Es ist sicher nicht nur eine Frage des Wissens, ob die Selbstkontrolle sinnvoll praktiziert wird. Manchmal spielen auch mehr oder weniger unbewußte Motive eine Rolle. So führen Sie vielleicht zwar die Selbstkontrolle durch, haben aber Angst, die Ergebnisse systematisch auszuwerten, da Sie befürchten, dann an die Einhaltung bestimmter „Vorschriften“ gebunden zu sein. Vielleicht möchten Sie sich auch einen Besonderheits–Status erhalten, der sich durch komplizierte Regeln oder Regellosigkeit auszeichnet. Schließlich gibt es Diabetiker, die bei der Regelsuche vorzeitig resignieren oder die die Zusammenhänge ohne Hilfe nicht durchschauen.

In all diesen Fällen sollten Sie sich mit einem erfahrenen Diabetiker aus Ihrer Selbsthilfegruppe zusammensetzen und mit ihm Ihr Selbstkontrollheft durchgehen.

Wie dumm, daß Diabetes nicht weh tut

Diese Aussage hört man öfter von Ärzten, aber auch von Diabetikern, wenn es nach einigen Jahren zu Folgeerkrankungen gekommen ist. Dahinter steckt die Annahme, daß man sich nur dann mit etwas auseinandersetzt, wenn es weh tut. Muß aber wirklich etwas schmerzhaft sein, damit man sich angemessen damit beschäftigt? Muß man erst Zahnschmerzen bekommen, um sich um die Zähne und ihren Gesundheitszustand zu kümmern? Auf manche Menschen mag das zutreffen. Andererseits gibt es aber auch viele Menschen, die sich vorbeugend mit der Gesunderhaltung ihrer Zähne beschäftigen, so wie es Diabetiker gibt, die ohne Schmerzen gewissenhaft und verantwortungsvoll mit ihrem Diabetes umgehen und so alles dafür tun, um Folgeerkrankungen zu vermeiden.

Wir Diabetiker brauchen keine Schmerzen, um uns um unseren Diabetes angemessen zu kümmern. Wer die Risiken des Diabetes versteht und weiß, was er tun kann, um möglichst lange gesund zu bleiben, der tut dies aus Einsicht. Einfach weil es intelligenter ist, nicht aus Angst vor Strafe oder Schmerzen.

Kapitel 4
Lassen Sie sich nichts verbieten: Diabetes und Ernährung

Eßprobleme und Eßstörungen sind weit verbreitet. Geht man davon aus, was Menschen essen und trinken sollten, um gut für ihren Körper und ihr Befinden zu sorgen, dann gibt es nur ganz wenige Menschen, die dies tun. Dies liegt einerseits daran, daß viele Menschen nicht darüber informiert sind, was ihrem Körper guttut, andererseits das Essen eine viel größere Bedeutung als nur die der Nahrungsaufnahme hat. Essen kann etwas sehr Lustvolles sein, es kann zu einer Art Ersatz für Wärme und Zuneigung werden, es kann über Gefühle der Einsamkeit hinwegtrösten, usw.

Weil eine ungesunde Ernährung eigentlich der Normalfall ist, habe ich es von Anfang an als eine Zumutung empfunden, mich als Diabetiker auf Anweisung von Ärzten oder Diätassistentinnen gesund zu ernähren. Ich erlebte es so, als ob ich sozusagen für die Ernährungssünden meiner Mitmenschen büßen sollte, und das weckte meine Gegenwehr. Als ob es das leichteste der Welt wäre, sich umgeben von einem Überangebot an ungesunden Nahrungsmitteln gesund zu ernähren! Nach und nach habe ich herausgefunden, daß mein Verdacht stimmte. Immer häufiger hörte ich bei Nachfragen: „Nein, diese Empfehlung hat eigentlich nichts mit Ihrem Diabetes zu tun, es wäre jedoch besser, wenn Sie ...“.

Manche Ärzte denken sich wohl: „Wo ich jetzt schon mal durch den Diabetes die Möglichkeit habe, diesen Patienten zu behandeln, da soll er sich doch auch gleich mal gesund ernähren, am besten so, daß er jeder weiteren Erkrankung vorbeugt, auch wenn man noch gar nicht sicher weiß, ob die empfohlene Ernährung wirklich hilft.“ Wenig Fleisch, nur mageren Käse, alles in Vollkorn, keine Genußmittel bis auf mäßigen Genuß von Kaffee oder Tee (Könnte man die nicht auch noch gleich streichen?), am besten keine Süßigkeiten, damit man sich „entwöhnt".

„Ich selbst tue es zwar nicht, fast niemand tut es, aber dieser Diabetiker könnte es doch tun", denkt sich vielleicht der Arzt. Recht hat er: Der Diabetiker könnte es tun, wenn er dies für richtig hält und sich so ernähren will. Es wäre sicher gut für seinen Körper. Aber wäre es immer auch gut für die Seele?

Weil viele Diabetiker nicht einsehen, daß sie sich derart in ihrer Nahrungsaufnahme einschränken sollen, oder aber keine Lust dazu haben, funktionieren diese Empfehlungen meistens nicht. Im Gegenteil: Viele Diabetiker gehen in Opposition oder schalten auf Durchzug. Mit Recht, wie ich meine. Da werden Diabetiker bange gemacht und in Angst versetzt, damit sie ja nichts mehr genießen. Mit Diabetes soll jeder Bissen und jeder Schluck genau überlegt werden.

Ich kenne einige Diabetiker, die seit der Diagnose keinen Alkohol mehr trinken. Wenn sie sich zu einer Abstinenz bewußt entscheiden, haben sie meinen allergrößten Respekt ebenso wie all diejenigen, die Alkohol in vernünftigen Mengen zu sich nehmen. Wenn ich jedoch feststellen würde, daß ich diese Entscheidung aufgrund einer Fehlinformation eines Fachmanns getroffen habe, dann wäre ich auf diesen Fachmann ganz schön ärgerlich. Ich möchte nicht wissen, wie viele Diabetiker immer noch nur Vollkornbrot essen, weil man ihnen irgendwann einmal gesagt hat, daß Brötchen für Diabetiker nicht gut seien. Das ist völlig unbewiesen: Lassen Sie sich Ihr Brötchen nicht vermiesen!

Jeder Diabetiker darf sich genauso ungesund ernähren wie andere auch.

Es ist Ihre freie Entscheidung. Die Risiken, die Sie damit eingehen, sind, mit vielleicht wenigen Ausnahmen, dieselben Risiken wie für einen Nichtdiabetiker. Wegen des Diabetes z. B. auf jeden Alkohol zu verzichten ist durch nichts begründet. Alkohol im Übermaß zu trinken ist für jeden Menschen schädlich (und für Diabetiker deswegen zusätzlich noch gefährlich, weil man dadurch schwere Unterzuckerungen bekommen kann). Eine Sahnetorte mit viel Fett und Zucker ist auch für den Nichtdiabetiker nicht besonders gesund. Sie schadet dem Diabetiker, wenn er sein Insulin gut dosiert, jedoch nicht mehr als dem Nichtdiabetiker. Also Schluß mit dem Diät–Terror! Es ist besser, sich bewußt zu entscheiden, wie man sich ernähren will und welche Risiken man dabei eingehen will. In folgender Tabelle habe ich Ihnen einige Ernährungsratschläge aufgelistet, die Sie getrost mißachten können.

Ernährungsvorschläge für Diabetiker, die Sie getrost vergessen können

Empfehlung	**Meine Meinung**
mehrere kleine Mahlzeiten bei Typ II ohne Insulin	überflüssig, da keine besseren BZ-Werte
Kohlenhydrate nach Gruppen austauschen (z.B. Milchprodukte)	überflüssig und irreführend, da BZ-Wirksamkeit in einer Gruppe sehr unterschiedlich
lieber ballaststoffreiche Kost, mehr Rohkost, lieber Vollkornprodukte	vielleicht gesünder, aber keine Verbesserung der BZ-Werte
lieber Roggenbrötchen	Unfug, da in Zusammensetzung und BZ-Wirkung fast identisch mit Weizenbrötchen.
vermeiden von Obstsorten wie Trauben, süßen Äpfeln, Birnen oder Ananas	unbegründet; Sie finden diese Sorten in jeder modernen BE-Tabelle.

vermeiden von Teigwaren	falsch; sie lassen den BZ bei vielen Diabetikern weniger ansteigen als z.B. Kartoffeln.
vermeiden von Hülsenfrüchten	falsch; sie sind zwar sehr kohlenhydratreich, aber lassen den BZ nur wenig ansteigen und sind gesund.
Fettreduktion	Der reine Terror! Gut für eine gesunde Ernährung und Gewichtsabnahme, hat aber nichts mit dem BZ zu tun.
vermeiden von Alkoholika (Bier, Wein, Sekt)	Ein Glas schadet auch einem Diabetiker nicht. Ausprobieren!
vermeiden von Zucker	Nach modernen BE-Tabellen sind 30g Zucker pro Tag unter Anrechnung auf die BE unproblematisch.
Zuckeraustauschstoffe statt Zucker	überflüssig; schlecht verträglich; bei voller Anrechnung Unterzuckerungsgefahr; gleiche Kalorien wie Zucker.

Macht es Sinn, eine bestimmte Diät einzuhalten?

Halten Sie sich an eine Diät und haben keine Probleme damit? Fällt es Ihnen relativ leicht, zu bestimmten Zeiten zu essen und sich an die Diätanweisungen Ihres Arztes zu halten? Wenn ja, wunderbar. Dann können Sie diesen Abschnitt überspringen.

Wenn Sie jedoch zu dem Kreis derjenigen gehören, die die Einhaltung der Diät als eine Art Zwangsjacke ansehen, und die Tag für Tag innerlich mit sich kämpfen müssen, um nicht aus den starren Regeln auszubrechen, dann lesen Sie bitte weiter.

Viele Diabetiker haben mit einer sehr starren Diät begonnen, weil sie ihnen empfohlen wurde. Um sie durchzuhalten, identifizierten sich manche sehr stark mit dieser Diät und waren stolz auf ihre neugewonnene Disziplin. Wenn sie später erfahren, daß sie keine so strenge Diät halten müssen, sperren sie sich anfänglich, oft aus Angst vor Folgeerkrankungen, gegen jede Liberalisierung.

Abgesehen davon, daß eine starre Diät nicht notwendig ist, hat diese für die meisten Diabetiker im Alltag eine Menge Nachteile. Die Essenszeiten kollidieren mit dem Tagesablauf und den Gewohnheiten anderer Menschen, so daß soziale Kontakte wie das gemeinsame Essengehen eingeschränkt sind. Wenn Sie sich innerlich dagegen sträuben, sich an eine starre Diät zu halten, und es für Sie täglich aufs neue ein Kampf ist, nicht nachzugeben, dann laufen Sie ferner Gefahr, daß Sie eines Tages aus Protest alle – auch die wichtigen – Regeln über Bord werfen. Sie machen sich dann große Vorwürfe und reden sich ein, daß Sie ein Versager sind und es nie schaffen, vernünftig zu leben. Sie sind deprimiert und sind nicht im geringsten motiviert, auf sich und Ihre Gesundheit zu achten.

Wenn Sie die Ihnen verordnete Diät als Zwangsjacke empfinden und immer wieder mit dem Gedanken spielen, von ihr abzuweichen, oder dies gar bereits tun, dann sollten Sie sich bewußt dafür entscheiden, freier mit der Nahrungsaufnahme umzugehen. Statt sich mit einem schlechten Gewissen etwas „Verbotenes" zu gönnen, sollten Sie sich gelegentlich die Erlaubnis geben, das zu essen oder zu trinken, worauf Sie Lust haben, und schauen, ob und wie sich Ihr BZ dadurch ändert.

Bei dem Gedanken, sich bewußt und ohne schlechtes Gewissen für etwas „Verbotenes" zu entscheiden, verspüren Sie vielleicht Angst, weil Sie sich fragen: „Besteht dann nicht die Gefahr, daß ich unkontrolliert alles in mich hineinstopfe und mich gar nicht mehr zügeln kann?" Aus Angst davor, völlig zügellos zu werden, kehren Sie lieber wieder zu Ihrer starren Diät zurück und versuchen weiterhin krampfhaft, sich daran zu halten. Viele Diabetiker tun das, weil sie befürchten, bei einer Abweichung von den starren Diätregeln die Kontrolle zu verlieren. Ich selbst hatte eine Zeitlang diese Angst, die jedoch, wie ich heute weiß, unbegründet ist. Sie können lernen, sich Freiräume zu schaffen und verantwortungsbewußt mit ihnen umzugehen, ohne zügellos zu werden. Sie müssen sich keine Fesseln anlegen, um in Ihrem eigenen besten Interesse zu handeln.

Eine spezielle und weit verbreitete Variante der alten Diabetesdiät ist, nur noch auf die Menge der Broteinheiten zu achten und alles übrige frei zu variieren. Wer das tut, ist meist sogar überzeugt, daß er seine Diät einhält. Tatsächlich beeinflussen diese Variationen in Eiweiß und Fett den BZ wenig, aber sie führen evtl. zu einer sehr unausgewogenen Verteilung der Nahrungsmittel mit der Gefahr der Gewichtszunahme und vieler Risiken für weitere chronische Erkrankungen, besonders durch zuviel Fett.

Internationale Ernährungs- und auch Diabetesgesellschaften empfehlen, den Kalorienbedarf folgendermaßen aufzuteilen:
50 – 60% Kohlenhydrate (das ist sehr viel!), höchstens 35% Fett, 15% Eiweiß.

Wer nur die Broteinheiten reguliert, kommt schnell auf zu viel Fett und ernährt sich dadurch ungesund. Die meisten Diabetiker essen leider zu wenig Kohlenhydrate, weil sie gelernt haben, nur auf diese zu achten. Weil viele denken, weniger Insulin ist besser, weckt das meist den Ehrgeiz, Kohlenhydrate einzusparen.

Wenn Sie einmal ausrechnen, wieviel 50% der Kalorien an Kohlenhydraten sind, dann kommen Sie für einen Erwachsenen mit mittlerer körperlicher Belastung locker auf 300 – 350 g Kohlenhydrate oder 25 – 30 BE. Wenn ich Diabetes-Patientinnen erzähle, daß 20 BE eigentlich das absolute Minimum wären, wenn man sich gesund ernähren will, schreien diese oft geradezu auf und sagen, das könnten sie niemals schaffen. Aber wie machen sie es dann, nicht abzunehmen? Sie essen eben wie fast alle von uns zu viel Eiweiß und Fett.

Die vielleicht beste Möglichkeit, mit Ihren Essensbedürfnissen umzugehen, ist die selbständige und selbstverantwortliche Steuerung Ihres Essens unter Beachtung allgemeiner Ernährungsprinzipien und der Auswirkungen auf die BZ-Einstellung. Vieles spricht dafür, dies zu tun. Neue Nahrungsmittel kommen auf den Markt, Ernährungsregeln verändern sich mit fortschreitender Erkenntnis, und die meisten Menschen wünschen sich ab und zu im Essen Abwechslung.

Wenn Sie nicht mehr auf angeblich unumstößliche Regeln achten, sondern wieder beginnen, alles auszuprobieren, wozu Sie Lust haben, dann macht Ihnen das Essen wieder Spaß. Im goldenen Käfig von BE, Kalorien, Fett- und Eiweißbegrenzungen und Austauschtabellen kommt doch nicht die rechte Freude auf.

Wenn Sie Lust haben, können Sie dann auch beginnen, sich gesünder zu ernähren. Bei einer kohlenhydratreichen, fettarmen und ballaststoffreichen Ernährung können Sie ganz neue Ernährungswelten entdecken (vgl. Buchtip am Ende)! Wenn Sie sowieso Ihre Ernährung bewußter planen, können Sie auch dies einmal ausprobieren. Es gibt so viele tolle Rezepte, daß auch ich inzwischen finde: Gesunde Ernährung schmeckt viel besser. Aber das müssen Sie selbst herausfinden.

Wenn Sie übergewichtig sind

Wenn Sie viel mehr an Kilogramm wiegen, als Ihre Körpergröße in Zentimetern minus 100 ist, dann sind Sie übergewichtig. Wenn Sie ein Typ-I-Diabetiker sind, ändert das nicht viel an Ihrer Stoffwechsellage und am Insulinbedarf. Es ist dann vor allem eine Frage, wie Sie sich selbst am liebsten mögen. Wenn Sie ein Typ-II-Diabetiker sind, dann ist das Übergewicht sehr wahrscheinlich der entscheidende Faktor dafür, daß sich Ihr BZ selbst bei hohen Tabletten- oder Insulineinnahmen nur schlecht einstellen läßt. Wenn Sie ein paar Kilo abnehmen, gelingt Ihnen eine gute Einstellung viel besser. Aber wie können Sie abnehmen?

Die Ernährungsberatung der letzten Jahre hat viele Erkenntnisse gebracht, die gezeigt haben, daß es mit dem Übergewicht nicht so einfach ist, wie man lange Zeit dachte. Das Motto „Wer dick ist, (fr)ißt zuviel" stimmt nicht immer. Menschen, die dasselbe essen, bleiben schlank oder nehmen zu – je nach Veranlagung. Wie oft hat man Übergewichtigen, wenn sie sagten, sie äßen sehr wenig, nicht geglaubt. Heute muß man sagen: Es ist durchaus möglich, daß sie wenig essen und trotzdem nicht abnehmen. Es ist offenbar in erheblichem Ausmaß Ergebnis unserer Anlage, wie das Essen bei uns anschlägt. Wenn ich abnehmen will, ist es vielleicht für mich ziemlich leicht, für jemand anderen dagegen schwer.

Wenn Sie abnehmen möchten, dann führt allerdings kein Weg daran vorbei, daß Sie auf Dauer weniger essen, genauer gesagt, weniger Kalorien zu sich nehmen. Die meisten Fachleute sind sich heute einig, daß Diäten nicht viel bringen und sogar schaden. Ja, es ist im Gegenteil so, daß Diäten der sichere Weg sind, um auf Dauer übergewichtig zu bleiben. Langfristig hilft es nur, die Ernährung bewußt zu planen und dauerhaft zu verändern.

Viele ältere Diabetiker fragen sich zu Recht, wie sie abnehmen sollen, wenn sie in ihren Mahlzeiten aufgrund des Diabetes sehr festgelegt sind. Wenn Sie einfach eine Mahlzeit weglassen, können sie wegen des zu hohen Insulinspiegels unterzuckern. Für die Gewichtsreduzierung gibt es in diesem Fall zwei Tips:

1. Fettreduktion: In der Diabetesdiät alter Art sind die BE festgelegt, Fett und Eiweiß lassen sich dagegen verändern. Viele Diabetiker machen sich das zunutze, indem sie bei Hungergefühlen zwischendurch mal ein Stück Käse essen. Das ist aber genau verkehrt, wenn man abnehmen will. Besser ist es, fettärmer zu essen, d.h. weniger Wurst und Käse, weni-

ger fettes Fleisch und weniger Alkohol zu sich zu nehmen.

2. Beim Typ–II–Diabetiker kann sich der Insulinbedarf bei Gewichtsabnahme stark verringern. Um nicht immer das Risiko einer Unterzuckerung einzugehen, sollten Sie daher für die Zeit der Gewichtsreduzierung den BZ lieber etwas höher lassen. Um einer Unterzuckerung vorzubeugen, sind Werte von 150–200 mg/dl empfehlenswert. Gut ist, wenn Sie dann regelmäßig den BZ kontrollieren, damit Sie die Insulindosis gleich verringern können, wenn die Werte besser werden. So können Sie sich mit der Zeit auf einen geringeren Insulinbedarf bei weniger Essen einpendeln. Wenn Sie blutzuckersenkende Tabletten nehmen, wird Ihnen Ihr Arzt vielleicht bei der Gewichtsreduzierung sowieso empfehlen, die Tabletten eine Zeitlang ganz wegzulassen. Nach dem Gewichtsverlust sehen Sie, was Sie noch an Tabletten brauchen.

Wie man am besten Kalorien einspart, was den meisten am besten bekommt, darüber herrscht unter Ernährungsfachleuten weitgehend Einigkeit: eine ausgewogene, energiereduzierte Mischkost von 1000 – 1200 Kalorien, bei der die angegebene Verteilung auf Kohlenhydrate, Fett und Eiweiß angestrebt wird. Diese Ernährung ist bezahlbar, sie erfordert keine besonderen Vorkehrungen und kann auch bei konventionellem Essensangebot durchgeführt werden. Wenn man die Fettreduktion durchhält, läßt sich das erreichte Gewicht auch halten. Um die Reduktion durchzuhalten, haben sich folgende Prinzipien bewährt:

1. weniger Fleisch und mehr Gemüse
2. ballaststoffreiche Ernährung: Obst und Gemüse, Hülsenfrüchte, Vollwerternährung allgemein
3. mehr Rohkost: da hat man mehr zu kauen und bekommt mehr Ballaststoffe
4. wenig Alkohol
5. viel Flüssigkeit: Wasser macht nicht dick und fördert die Gewichtsabnahme

Leider ist es nicht so, daß konstant eingesparte Kalorien zu einem gleichbleibenden konstanten Gewichtsverlust führen. Wäre das so, hätten Menschen in Zeiten knapper Ernährung schlecht überleben können. Der Körper stellt sich auf das Nahrungsangebot ein: Wenn es weniger gibt, schaltet er auf Sparflamme. Dann kann es ganz schön schwierig werden mit der weiteren Gewichtsabnahme. An diesem Punkt geben viele Übergewichtige wieder auf.

Den meisten Menschen bekommt es besser, wenn sie die Kalorienverminderung nicht allzu starr handhaben. Behalten Sie im Auge, was Sie wollen, aber drücken Sie hie und da auch mal ein Auge zu. Sie merken es selbst am besten, ob Sie Ihr Ziel aus dem Auge verlieren, und ob die Ausnahme zur Regel wird. Zu den umstrittenen Dingen gehört auch das ständige Wiegen: davon nimmt man nicht ab. Ab und zu mal auf die Waage und schauen, ob die Richtung stimmt, ist besser, als sich täglich auf die Waage zu stellen, um dann nur festzustellen, daß sich der Zeiger keinen Millimeter bewegt hat.

Wie Sie Ihre Ernährungsgewohnheiten umstellen können

Wenn Sie wissen wollen, wie Sie eine Veränderung Ihrer Eß- und Bewegungsgewohnheiten erfolgreich erreichen können, dann fragen Sie am besten Menschen, die es geschafft haben. Diese werden oft sagen:

1. „Ich war fest entschlossen, etwas zu ändern." Meist werden wichtige Gründe genannt, die zur Gewichtsabnahme motivieren, aber manchmal sind es auch ganz banale Anstöße, z. B. jemanden zu kennen, der es auch geschafft hat. Manche haben keinen einmaligen Kraftakt vollzogen, sondern haben sich immer mehr an eine knappere und gesündere Ernährung herangetastet und dabei nach und nach gemerkt, was sie alles ändern können, ohne zu leiden.

2. „Ich habe gemerkt, daß es gar nicht so schwer ist." Das Hun-

gergefühl, das am Anfang vielleicht noch dawar, hat abgenommen. Der Übergewichtige wundert sich selbst, wie einfach es war. Er könnte sich gar nicht mehr vorstellen, die Menge von früher zu essen, und viele der alten Sachen reizen ihn gar nicht mehr. Er hat die Überzeugung, genau zu wissen, worauf er achtet, und ist auch stolz darauf, daß er es beherrscht.

3. „Ich habe richtig Spaß daran bekommen."
   Wenn sich erste Erfolge in der Gewichtsreduzierung einstellen, dann sehen viele die Ernährungsumstellung als einen Anreiz. Die Betroffenen halten Ausschau nach neuen Rezepten und Nahrungsmitteln, lernen vegetarische Kost schätzen, benutzen mehr Gewürze als vorher und entwickeln sehr viel Phantasie bei der Zubereitung des Essens. Meistens steigern sie auch ihre körperliche Aktivität und stellen fest, wie sportlich sie sind, und wieviel Spaß ihnen der Sport wieder macht.

Wenn Sie jemanden treffen, der sein Gewicht deutlich verringert hat, dann werden Sie sehr oft feststellen: Er ist viel selbstbewußter, hat neue Aktivitäten begonnen, ist vielleicht offener, nicht mehr so verbissen und ist fast ein neuer Mensch geworden. Er erzählt mit Stolz und Begeisterung, wie er es gemacht hat, und ist ganz sicher, daß er dabeibleiben wird. Und er erzählt vielleicht, daß ihm das neue Essen mehr Spaß macht als das alte, daß er viel mehr Sachen probiert, und gleich erzählt er Ihnen ein exotisches Rezept.

Durch eine flexible und abwechslungsreiche Ernährung können Sie Eßproblemen vorbeugen

Eine gute allgemeine Vorbeugung für Eßprobleme wie z.B. unkontrollierte Eßanfälle ist, die Ernährung abwechslungsreich und flexibel zu gestalten und immer wieder etwas Neues auszuprobieren. Probleme entstehen nämlich oft aus Protest gegen zu starre Regeln, zu deren Einhaltung man sich gezwungen fühlt, oder die man sich selbst auferlegt hat.

Viele Diabetologen weisen darauf hin, daß Sie in der Regel ohne Gefahr eine Stunde später als sonst frühstücken können (Tabletten oder Spritze entsprechend später). Nachdem ich lange Zeit stets um 7.00 Uhr gefrühstückt und mich gegen die Möglichkeit gewehrt hatte, diese Regel aufzuweichen (nach dem Motto: „Wer weiß, ob der BZ das verträgt. Sicher ist sicher".), erlebe ich heute die Möglichkeit, meine Mahlzeiten erheblich verschieben zu können, als sehr befreiend. Pumpenträger berichten fast einhellig, wie angenehm es für sie ist, Schlafens- und Essenszeiten wieder variieren zu können.

Die meisten Menschen haben das Bedürfnis, möglichst viele Nahrungsmittel und Speisen zu sich nehmen zu können. Was jedem guttut, entspricht auch dem Bedürfnis des Diabetikers nach einer möglichst normalen Kost am besten. Ein Diabetiker identifiziert sich besser und langfristiger mit einer Ernährung, bei der er selbst auswählen und entscheiden kann, und bei der er nicht immer wieder an Grenzen und Verbote stößt. Dann macht das Essen Spaß und wird zu einer Quelle der Lebensfreude. Durch neue Erkenntnisse werden immer mehr Nahrungsmittel wieder für uns Diabetiker verfügbar.

Die Variation der Mahlzeiten ist auch für den meist älteren Diabetiker wichtig, der es unangenehm findet, immer wieder essen zu müssen. Wenn ich sehe, wie manche immer dasselbe langweilige zusammengeklappte Brot essen, kann ich diese Abneigung gut verstehen. Es entsteht dann leicht ein Teufelskreis: „Ich mag sowieso nicht essen, also brauche ich auch bei der Zubereitung nichts zu investieren." Wer sich dieses Problem nicht selbst vergrößern will, sollte gerade umgekehrt Eßunlust als Hinweis nehmen, sich intensiver mit dem Essen zu beschäftigen.

Zu den traditionellen Möglichkeiten, etwas Abwechslung und Leben in Ihr Essen zu bringen (Art der Zubereitung, schöne Salate, Austausch zwischen KH) kommt heute, daß durch die BZ–

Selbstkontrolle und ICT fast alle Diätregeln und Verbote überflüssig geworden sind. Wenn Sie in ICT gut geschult sind, können Sie heute mit etwas Überlegung und Planung zu freigewählten Zeiten alles essen. Die „Diätsünde“ gibt es nicht mehr, und es hätte sie nie zu geben brauchen, hätte man Diabetiker von vornherein in selbstverantwortlicher Stoffwechselführung geschult.

Ob eine ständige Variation der Essenszeiten und Nahrungsmittel praktisch ist, ist eine andere Frage. Wenn Sie eine gute Einstellung anstreben, nicht ständig Ihren BZ kontrollieren und Ihre Insulindosen ständig wechselnden Bedingungen anpassen möchten, dann werden Sie sich für einige stabile Grundregeln in Ihrem Alltag entscheiden.

Es gibt Diabetiker, die durch das Vermeiden jeglicher Regelhaftigkeit erhebliche Stoffwechselprobleme bekommen, weil sie dem Diabetes keinen Fußbreit Raum geben wollen. Bei allzuviel Variation besteht die Gefahr, die Übersicht zu verlieren und ständig neue Regeln zu erfinden, die nicht mehr überprüft werden können. Wie auch bei anderen Fragen müssen Sie in bezug auf Variation und Flexibilität der Ernährung selbst entscheiden, was Ihnen wichtig ist, und danach Ihre „Ernährungspolitik“ festlegen. Sie entscheiden selbst, ob Sie sich damit das Leben erleichtern oder ob Sie sich selbst betrügen.

Eine Ernährung, die sich an von außen gesetzten Verboten orientiert, ist unzeitgemäß und garantiert keine gute BZ-Einstellung. Wenn Sie für Ihr Eßverhalten selbst die Verantwortung übernehmen, finden Sie heraus, was für Sie machbar oder ungünstig ist. Sie sollten es sogar riskieren, für eine begrenzte Zeit in der Einstellung schlechter zu liegen (z.B. bei Umstellungen, auf einer Urlaubsreise oder beim „Urlaub vom Diabetes“, vgl. S. 146), wenn Ihnen dies hilft, längere Phasen großer seelischer Belastungen mit schlechter Bewältigung und schlechter Einstellung zu verhindern.

Die Ernährung selbst zu verantworten heißt nicht, daß Sie sich viel mehr Zeit für das Essen und seine Planung nehmen müssen. Auch eine starre Diät einzuhalten kostet Zeit, indem sie keine Zeit läßt für Spontaneität und ein Handeln nach den eigenen Bedürfnissen. Rechnet man den Verlust an Lebensfreude und die psychischen Belastungen durch das Essen nach Zwang hinzu, so schneidet die starre Diät im Durchschnitt schlechter ab.

Viele Eßprobleme verschwinden, wenn Sie Ihre starre Essenskontrolle lockern und sich die Möglichkeit eröffnen, Ihr eigenes Gleichgewicht zwischen Regel und Ausnahme zu finden. Viele Diabetiker, die ihr Essen am Anfang sehr stark kontrollieren, lockern ihre Essensregeln im Laufe der Zeit von allein. Es ist risikoärmer, dies ganz bewußt zu tun. Entscheiden Sie selbst, was Ihnen am besten bekommt, indem Sie die Vor- und Nachteile abwägen, z.B.:

Entscheidung	**Vorteile**	**Nachteile**
Gewicht reduzieren	Diabetestherapie wird leichter, größere Beweglichkeit	auf das Essen achten, auf Schönes verzichten, Hunger bewältigen
gute BZ-Werte mit nur zwei Spritzen	weniger Schmerzen durch Testen und Spritzen	fester Ernährungsplan, kein spontanes Essen, Zeiten einhalten
Intensivierte Insulintherapie	fast alles essen können Mengen und Zeitpunkte selbst bestimmen	öfter an den Diabetes denken, oft testen und spritzen

Kapitel 5
Wie gut bewältigen Sie Ihren Diabetes?

Liebe Leserin, lieber Leser,

Sie stehen jetzt am Beginn des zweiten Teils dieses Buches. Vielleicht ist es für Sie wichtig, eine kurze Bilanz zu ziehen, mit welchen Gedanken Sie Ihrem Diabetes gegenüberstehen und welche Auswirkungen diese Gedanken auf Ihr seelisches Gleichgewicht haben. Deshalb habe ich Ihnen einen Fragebogen zusammengestellt. Lesen Sie eine Aussage nach der anderen durch und kreuzen Sie jede Aussage an, der Sie zustimmen. Es kommt nicht auf den genauen Wortlaut an, sondern es geht mehr darum, ob Sie Gedanken dieser Art häufig oder selten haben.

Der Bewältigungsfragebogen

1. Das Leben hat keinen Sinn mit Diabetes.
2. Ich habe es nicht verdient, Diabetes zu haben.
3. Es ist schrecklich, immer auf das Essen achten zu müssen.
4. Es ist gemein, wenn man aufgrund des Diabetes auch noch Vorwürfe über sich ergehen lassen muß.
5. Die Mitmenschen müssen den Diabetiker mit seinen Problemen akzeptieren.
6. Als Diabetiker wird man von allen Leuten schief angesehen.
7. Es regt mich maßlos auf, wenn jemand mein Verhalten damit erklärt, daß ich Diabetiker bin.
8. Wie sehr man sich auch anstrengt, normal zu leben, der Diabetes macht einem immer wieder einen Strich durch die Rechnung.
9. Wenn man seinen Diabetes bewältigen will, muß man einen

regelmäßigen Tagesablauf haben und darf keine Ernährungsfehler machen.

10. Ich muß immer eine perfekte BZ-Einstellung haben.
11. Bei guter Einstellung sind Folgeerkrankungen völlig ausgeschlossen.
12. Kein Arzt kann meinen Diabetes verstehen.
13. Wenn ich alles tue, um mit meinem Diabetes normal zu leben, müssen die anderen das auch akzeptieren.
14. Als Diabetiker wird man ziemlich allein gelassen.
15. Ich halte es nicht aus, mich ein Leben lang um meinen Diabetes zu kümmern.
16. Manchmal esse ich absichtlich chaotisch, um mich dem Diabetes nicht zu unterwerfen.
17. Ich werde nur dann etwas tun, um meine Einstellung zu verbessern, wenn sicher ist, daß ich dadurch Folgeerkrankungen vermeiden kann.
18. Das Spritzen werde ich nie akzeptieren.
19. Es ist unfair, auf etwas Leckeres verzichten zu müssen.
20. Warum mußte gerade ich Diabetes bekommen?
21. Wer seine Selbstkontrolle unregelmäßig macht, akzeptiert den Diabetes nicht.
22. Ein Essen, das man berechnen muß, kann man nicht genießen.
23. Wer sich um seinen Diabetes kümmert, kommt auch mit ihm zurecht.
24. Ein hoher BZ-Wert ist eine Katastrophe.
25. Als Diabetiker ist man nur ein halber Mensch.
26. Wenn ich an die Folgeerkrankungen denke, erscheint mir alles sinnlos.
27. Wenn ich sehe, wie andere essen, werde ich wütend.
28. Wer sagt, er habe seinen Diabetes bewältigt, lügt.
29. Wer nicht gegen seinen Diabetes kämpft, läßt sich von ihm beherrschen.
30. Es ist ungerecht, daß die anderen normal essen dürfen.

Zählen Sie nun die Aussagen zusammen, denen Sie zugestimmt haben. Keine davon ist hilfreich. Wenn Sie mehr als 10

Aussagen zugestimmt haben, dann sollten Sie sich mit den nächsten Kapiteln sehr intensiv beschäftigen. Ihnen macht der Diabetes noch ganz schön zu schaffen und Sie haben noch keinen Frieden mit ihm geschlossen.

Stellen Sie sich einmal vor, Sie haben einen Garten in einer Oase. Alles wächst und gedeiht. Plötzlich wird aus unerklärlichen Gründen das Wasser knapp. Sie müssen sich nun ständig um die Bewässerung kümmern, prüfen, ob es genug Wasser ist, und Wasser beschaffen, wenn es zu wenig ist. Dabei wissen Sie nie, wieviel Wasser genau richtig wäre, Sie können es nur schätzen. Gleichzeitig müssen Sie aber auch tun, was vorher schon notwendig war: Wildkräuter verringern, Pflanzen beschneiden, neu aussäen, umpflanzen, vielleicht mit anderen zusammen den Anbau planen. Da kann es passieren, daß Sie die Wasserversorgung manchmal nur notdürftig aufrechterhalten, weil Sie sich gerade um etwas anderes kümmern müssen. Ihre Zeit und Ihre Energie sind nun einmal begrenzt. Wenn Sie gerade eine besonders schöne Pflanze pflegen, die Ihnen viel Freude macht, bleibt Ihnen gar nichts anderes übrig, als sich um die anderen weniger zu kümmern. Dann wird hier und da etwas welken, vielleicht sogar eingehen. Aber sobald Sie sich wieder der Wasserversorgung zuwenden, bringen Sie alles wieder zum Wuchs. Wenn Sie zu lange das Wasser vergessen, wird vieles eingehen und nicht mehr zu retten sein, am Ende wäre alles Wüste. Aber sobald Sie wieder anfangen, ist noch viel zu retten, und Sie können neue Pflanzen kultivieren. Eine Zeitlang haben Sie sich nur noch um das Wasser gekümmert: Da haben Sie gar nicht mehr gesehen, was alles wächst, und Sie hatten keine Zeit, die einzelnen Pflanzen zu pflegen, was ihnen auch nicht gut bekommen ist. Deswegen haben Sie die Wasserversorgung, so gut es ging, mit allerlei technischen Hilfen automatisiert, damit sie nicht so viel Zeit kostet.

Sie ahnen vielleicht, worauf ich mit diesem Bild hinauswill: So ähnlich ist es mit dem Diabetes. Es ist wie bei der Bewässerung ziemlich wichtig, sich um ihn zu kümmern, damit alles läuft, aber manchmal, wenn man sich mit einer anderen Sache beschäftigen möchte, muß der Diabetes zurücktreten. Wenn ich das zu lange mache, entstehen Schäden; wenn dagegen Diabetes das einzige ist, worum ich mich kümmere, bekomme ich vom Garten nichts mehr mit und arbeite nur noch, ohne zu schauen. Und dann geht vielleicht eine Pflanze zugrunde, die mir wichtig war. Ich kann die Schwerpunkte meiner Pflege immer wieder verlagern, je nachdem, was mir besonders wichtig ist. Ganz vergessen darf ich den Diabetes dabei nicht, denn dann wird es für meinen Garten gefährlich. Es ist gut, die Bewässerung zur Routine zu machen, weil dann mehr Zeit für andere Dinge außer der notwendigen Bewässerung verbleibt. Dann tritt sie als Selbstverständlichkeit in den Hintergrund.

Kapitel 6
Diabetes und Seele

Sonja hat seit 23 Jahren Diabetes, den sie mit 12 Jahren bekam. Ihre Mutter hat sie sehr behütet und ihr vermittelt, daß ihre Lebensmöglichkeiten durch die Krankheit sehr eingeschränkt sein würden. Auch Ärzte haben dazu beigetragen, indem sie ungünstige Prognosen machten und darauf hinwiesen, daß Sonja wohl keine normale Familie würde gründen können. Deshalb hatte Sonja von klein auf eine Wut gegen den Diabetes, die auch heute noch besteht. Sie sagt, der Diabetes habe ihr das Leben versaut, und sie beneidet andere Menschen um ihre Gesundheit, um ihre Leistungsfähigkeit und um ihre sozialen Beziehungen. Sie selbst traut sich nicht mehr viel zu.

Immer, wenn sie irgend etwas aufgrund ihres Diabetes anders machen sollte als andere Menschen, vor allem beim Essen, hat sie dagegen innerlich rebelliert und sich nie richtig darauf eingelassen. So ist es ihr immer unerträglich gewesen, zu festen Zeiten zu essen. Als die Blutzuckerselbstkontrolle aufkam, hat sie diese immer nur für kurze Zeit durchgehalten. Weil sie sich insgesamt wenig darum gekümmert hatte, ihren BZ normal zu halten, kam es im Laufe der Zeit zu Folgeerkrankungen an Augen und Nieren. Sonja fühlte sich bestätigt: Aufgrund des Diabetes mußte es mit ihr abwärtsgehen, und die Folgeerkrankungen waren der Beweis. Heute zieht sie sich immer mehr zurück, ist oft traurig über ihr Schicksal und verfällt in Selbstmitleid. Wenn sie etwas Neues beginnt, schmeißt sie es bei der kleinsten Hürde wieder hin, weil sie gar nichts mehr durchhält. Manchmal reichen schon ihre ständig wiederkehrenden Selbstzweifel dazu aus. Mit einem „Was soll das alles?“ zieht sie sich dann auf sich selbst zurück.

Sonja hatte immer wieder Ärzte, die viel für sie taten. Sie hat sich auch, leider erst sehr spät, wegen ihrer Depressionen einer psychotherapeutischen Behandlung unterzogen. Alle professionellen Hilfen haben es jedoch nicht geschafft, sie auf einen anderen Kurs in ihrem Leben zu bringen.

Sonjas Schicksal zeigt uns, daß die körperliche Seite des Diabetes nicht alles ist. Wenn zum Diabetes sehr starke und negative Gefühle hinzukommen, dann ist es nur schwer möglich, sich angemessen um den Diabetes zu kümmern und ein aktives und erfülltes Leben zu führen.

Was hat Diabetes mit der Seele zu tun?

Als 1981 bei mir Diabetes festgestellt wurde – ich war 38 Jahre alt – ging mir vieles durch den Kopf. Ich erinnere mich an Gedanken wie: „Kein Wunder, irgendwann mußte bei deinem unregelmäßigen Lebenswandel ja etwas schiefgehen! Warum solltest gerade du bis ins hohe Alter gesund bleiben?“

Ich war neugierig und gespannt, wie sich mein Leben verändern würde. Obwohl ich ahnte, daß diese Krankheit erhebliche Veränderungen mit sich bringen würde, empfand ich keine Angst. Ich fand es eher komisch. Ein Jahr lang nahm ich Tabletten, seitdem spritze ich.

Wenn ich anderen diese Geschichte erzähle, ob Diabetikern oder Nichtdiabetikern, stoße ich oft auf Verwunderung: „Eine solche Krankheit hast du so gelassen hingenommen?“ Wenn ich genauer darüber nachdenke, weiß ich gar nicht, ob ich davon so wenig berührt war, ob sich meine Gefühle, Gedanken und Handlungsweisen wirklich so wenig durch den Diabetes verändert haben. Aber eines wird mir aus solchen Gesprächen immer wieder klar: Man kann mit seinem Diabetes ganz verschieden umgehen.

Als Psychologe habe ich mich bald gefragt, was wohl psychologische Erkenntnisse zum Umgang mit Diabetes beitragen. Gibt es vielleicht psychologische Ursachen, die für die Entstehung von Diabetes verantwortlich gemacht werden können? Dafür gibt es keine wissenschaftlich anerkannten Befunde. In einigen

Untersuchungen wurde zwar gefunden, daß der Erkrankung schwere Belastungen vorausgingen, aber wahrscheinlich wäre es ohne diese etwas später auch zur Erkrankung gekommen. Als Berufskrankheit oder Unfallfolge wird Diabetes daher nicht anerkannt.

Daß die Blutzuckereinstellung mit der psychologischen Befindlichkeit, besonders mit Streß, zusammenhängt, haben Sie vielleicht auch schon festgestellt. Es lassen sich jedoch leider keine allgemeinen Regeln aufstellen, auf welche Weise und wie stark dies der Fall ist. Jeder Diabetiker berichtet über unterschiedliche Erfahrungen. Viele amerikanische Fachleute gehen davon aus, daß Streß die Blutzuckereinstellung durcheinanderbringen kann, während deutsche Fachleute zurückhaltender sind. Es gibt Befunde, nach denen Streß viele hormonelle Reaktionen verändert, die aber meist nicht ausreichen, um auch den BZ zu verändern.

Meine Erfahrung ist, daß sich meine BZ–Werte nur selten durch psychische Vorgänge verändern: Nur wenn ich einen großen Schreck bekomme oder ein paar Stunden sehr wütend bin, geht der BZ manchmal hoch. Es erscheint mir deshalb im Normalfall nicht lohnend, von dieser Seite meine BZ–Einstellung beeinflussen zu wollen. Außerdem kann und sollte man Streß nicht vermeiden. Streß als der böse Buhmann ist zwar in aller Munde, aber die Erklärung von Blutzuckerschwankungen mit Streß beruht oft auf Unkenntnis über wichtige Zusammenhänge des BZ, oder sie wird zur Ausrede dafür, nicht nach wichtigeren Gründen suchen zu wollen.

Psychologen haben auch darüber geforscht, ob Diabetiker besondere Menschen, etwa in ihrem Charakter, ihren Gefühlen oder ihrem Umgang mit der Realität seien. Aber auch hier Fehlanzeige.

Ich bin dann auf psychologische Erkenntnisse gestoßen, die mir für uns Diabetiker wichtig erscheinen: Es sind Erkenntnisse darüber, wie wir Menschen uns und unsere Umwelt erleben und wie wir Belastungen und Krisen bewältigen.

Die Diagnose Diabetes ist für viele Menschen der Beginn einer Krise, ebenso bestimmte Veränderungen durch den Diabetes wie die Insulinbedürftigkeit oder das Auftreten diabetischer Folgeerkrankungen. Diabetes bedeutet den Verzicht auf einige Gewohnheiten, fordert bestimmte Veränderungen im Leben und führt oft zu einer Furcht vor Folgeerkrankungen oder vor einem vorzeitigen Tod. In dieser Krise wird dem Diabetiker vieles, was im bisherigen Leben selbstverständlich war, fraglich. Es ist ihm unklar, ob und wie er mit seinem Diabetes die Zukunft bewältigen wird, wie dieser seine Beziehung zu anderen Menschen, überhaupt sein ganzes Leben, beeinflussen wird.

In medizinisch orientierten Diabetesratgebern wird meist wenig auf die seelische Bewältigung des Diabetes eingegangen. Dabei ist die seelische Bewältigung des Diabetes genauso wichtig wie die medizinische. Deshalb möchte ich Ihnen nun in diesem II. Teil zeigen, wie Sie lernen können, mit dem Diabetes auch seelisch besser umzugehen.

Der Schlüssel für die seelische Bewältigung des Diabetes ist ein aktives Erproben von Möglichkeiten im Denken und Handeln. Sind Sie bereit? Dann lassen Sie uns beginnen.

Kapitel 7
Was es heißt, seinen Diabetes seelisch zu bewältigen

Während man die Qualität der Blutzuckereinstellung über die letzten 2–3 Monate anhand des HbA1–oder HbA1c–Wertes leicht feststellen kann, ist die seelische Bewältigung nicht so einfach ablesbar. Auch wenn jemand scheinbar sehr gut mit seinem Diabetes umgehen kann, heißt das nicht, daß er nicht doch Probleme damit haben kann. Mit dieser Einschränkung kann man eine gute seelische Bewältigung annehmen, wenn der Diabetiker folgende Verhaltensweisen zeigt:

- Er ist beruflich leistungsfähig und kann sich in der Freizeit entspannen. Er verspürt nicht den Drang, ständig Höchstleistungen erbringen zu müssen, um sich und anderen zu beweisen, daß er als Diabetiker leistungsfähig ist.

- Er akzeptiert seinen Diabetes als Behinderung, ohne ihn zum Lebensinhalt zu machen, d.h. er schenkt ihm gerade so viel Aufmerksamkeit, wie notwendig ist, um relativ problemlos mit ihm leben zu können.

- Er akzeptiert sich als Mensch und fühlt sich mit seiner Behinderung als ein wertvoller und liebenwerter Mensch.

- Er führt sein Leben so, daß er meist eine gute Blutzuckereinstellung erzielt. Um dies zu gewährleisten, führt er regelmäßig Selbstkontrollen durch und paßt Insulindosis, Ernährung und Bewegung an die gemessenen Werte an. Er fühlt sich für seine Einstellung selbst verantwortlich.

- Er hält sich nicht starr an Ernährungsregeln, sondern ist in der Lage, seine Ernährung flexibel zu gestalten, ohne sich Vorwürfe zu machen oder in Panik zu geraten.

- Er schätzt seine Risiken realistisch ein, hat vielleicht manchmal Angst vor Folgeerkrankungen, läßt sich jedoch von seiner Angst in seiner Fürsorge für seinen Diabetes nicht lähmen bzw. erlaubt seiner Angst nicht, daß sie ihm alle Lebensfreude und Energie raubt.

- Er ist ständig interessiert, die für den Diabetes notwendigen Tätigkeiten zu vereinfachen und in ihrem Wirkungsgrad zu verbessern, weil er sein Leben möglichst unabhängig vom Diabetes gestalten will.

- Er informiert sich über neue Erkenntnisse und Produkte der Diabetesforschung und probiert Neuerungen aus, mit deren Hilfe er bei guter Einstellung vom Diabetes unabhängiger werden kann. Meist liest er eine Diabetiker-Zeitschrift. Er gehört einer Selbsthilfegruppe an oder hat dort eine Zeitlang mitgemacht.

Der Diabetiker steht immer wieder vor der Aufgabe, das richtige Maß an Fürsorge für seinen Diabetes – weder zu viel, noch zu wenig – zu bestimmen. Das wird ihm mal besser und mal schlechter gelingen. Es wäre nicht realistisch, bei einer guten Bewältigung von einem konstanten Gleichmaß an Fürsorge auszugehen, eher im Gegenteil: Wenn der Mensch sich den Belastungen des Alltags aussetzt, so wird es notwendigerweise zu Schwankungen kommen, und ein hohes Gleichmaß kann sogar ein Hinweis darauf sein, daß dieser Mensch sein Leben zu starr regelt und sich damit bestimmter Lebensmöglichkeiten beraubt. Es geht also um eine im Durchschnitt angemessene Beachtung des Diabetes.

Wie Sie das erreichen können, darauf möchte ich in den folgenden Kapiteln eingehen. Im nächsten Kapitel werde ich Ihnen die wohl wichtigste Strategie für eine gute seelische Bewältigung Ihres Diabetes zeigen. Lesen Sie dieses Kapitel also besonders aufmerksam.

Kapitel 8
Wie Ihre Gedanken und Gefühle zusammenhängen

Die meisten Menschen antworten auf die Frage, warum sie deprimiert, ärgerlich oder wütend sind, daß dies an bestimmten äußeren Umständen – dem Wetter, dem, was andere tun oder sagen, oder Gefahren – liege. Wenn es jedoch die Umstände wären, die darüber bestimmten, wie wir uns fühlen und verhalten, dann müßten alle Menschen auf ein und dasselbe Ereignis gleich reagieren. Dem ist jedoch nicht so. Es finden sich für ein und dasselbe Ereignis Menschen, die ganz verschieden darauf reagieren. Die Reaktionen reichen von positiven bis hin zu negativen Gefühlen.

Wie haben Sie z. B. reagiert, als Ihnen Ihr Arzt mitteilte, daß Sie Diabetes haben? Reagierten Sie völlig verängstigt, waren Sie deprimiert oder nahmen Sie die Nachricht gelassen auf? Die Reaktionen von Menschen, die von ihrem Arzt erfahren, daß sie Diabetes haben, reichen von zu Tode erschrocken über deprimiert bis hin zu einer gelassenen und zuversichtlichen Haltung.

Wie ist das möglich? Wenn es die Diagnose Diabetes wäre, die dazu führte, wie man sich fühlt, dann müßten alle Menschen gleich reagieren, wenn sie erfahren, daß sie an Diabetes erkrankt sind. Da dem nicht so ist, muß es einen anderen Grund für die unterschiedlichen Reaktionen geben.

Haben Sie eine Idee, womit das zusammenhängen könnte? Liegt es vielleicht an der Veranlagung? Nein, das ist nicht der wahre Grund für die unterschiedlichen Reaktionen. Gibt es bei Ihnen nicht auch Tage, an denen Sie in der gleichen Situation ruhiger und ausgeglichener sind als an anderen? Gibt es bei Ihnen nicht auch Erlebnisse, die Sie nach einer bestimmten Zeit „verkraftet“ haben und mit anderen Augen sehen? Reagieren Sie nicht auch auf bestimmte Menschen wütend, während Sie auf andere, obwohl diese sich Ihnen gegenüber in der gleichen Weise verhalten, ruhig reagieren? Wäre es Ihre Veranlagung oder Ihnen angeboren, wie Sie gefühlsmäßig reagieren, dann müßten Sie in gleichen Situationen immer mit den gleichen Gefühlen reagieren, und Sie könnten Ihre Sichtweise der Dinge über die Zeit nicht ändern.

Wie wir uns fühlen und verhalten, hat vielmehr damit zu tun, wie wir das, was wir sehen oder hören, bewerten. Es ist die Art und Weise, wie wir über ein Ereignis denken, die darüber entscheidet, ob wir uns ängstlich, verärgert, deprimiert oder gelassen und ruhig fühlen. Diesen Zusammenhang zwischen unserem Denken, Fühlen und Handeln bezeichnen wir als das ABC der Gefühle.

Das ABC der Gefühle

A ist das Ereignis, also z. B. die Nachricht, daß etwas Unangenehmes passiert ist.
B sind Ihre Gedanken, die Sie sich über A, die Nachricht machen.
C sind Ihre Gefühle und Verhaltensweisen.

Das ABC der Gefühle besagt, daß es nicht A, das Ereignis ist, das Sie ängstlich oder deprimiert macht, sondern B, Ihre Gedanken, die Sie sich über A machen. Nur so können wir erklären, wieso die Menschen verschieden auf ein und dasselbe Ereignis reagieren. Diesen Zusammenhang zwischen unserem Denken und Fühlen kannten schon die alten Griechen, wenn sie sagten: „Es sind nicht die Dinge, die uns beunruhigen, sondern unsere Sicht der Dinge.“

Wenn Sie auf die Nachricht, daß Sie an Diabetes erkrankt sind, mit Angst und Panik reagiert haben, dann sah Ihr ABC der Gefühle vielleicht so aus:

A (Ereignis): Mein Arzt sagt mir, daß ich Diabetes habe.
B (Gedanken): Das ist ja furchtbar. Ich werde früher sterben. Ich bin kein normaler Mensch mehr.
C (Gefühle und Verhalten): habe Angst, bin verzweifelt und ziehe mich zurück.

Wenn Sie denken, daß es furchtbar ist, Diabetes zu haben, dann ist es völlig verständlich, daß Sie Angst haben. Jeder Mensch, der so denkt, muß Angst empfinden und in Panik geraten.

Wie sieht das ABC der Gefühle von Menschen aus, die auf die Diagnose Diabetes eher gelassen reagieren?

A (Ereignis): Mein Arzt sagt mir, daß ich Diabetes habe.
B (Gedanken): Das kriege ich irgendwie hin. Diabetes ist eine Behinderung, mit der sich leben läßt. Es gibt so viele Menschen, die Diabetes haben und damit gut leben, also werde ich das auch schaffen.
C (Gefühle und Verhalten): bin etwas verunsichert, aber hoffnungsvoll und verfolge meinen normalen Tagesablauf.

Vielleicht reagierten Sie auch ziemlich wütend oder deprimiert, als Ihnen Ihr Arzt mitteilte, daß Sie Diabetes haben. In diesem Fall sah Ihr ABC vielleicht so aus:

A (Ereignis): Mein Arzt sagt mir, daß ich Diabetes habe.
B (Gedanken): Warum ausgerechnet ich? Das ist ungerecht. Das hätte mir nicht passieren dürfen. Jetzt ist alles aus. Ich ertrage das nicht. Immer muß mir so etwas passieren. Ich bin eben der geborene Versager.
C (Gefühle und Verhalten): bin verärgert und deprimiert.

Vielleicht fragen Sie sich nun: „Ist es nicht völlig normal, Angst zu haben, deprimiert oder wütend zu sein, wenn man erfährt, daß man eine solche schwere Krankheit hat?“ Es ist sicher normal in dem Sinne, daß die meisten Menschen erst einmal so reagieren, wenn sie von ihrem Diabetes erfahren. Und es ist auch völlig in Ordnung, wenn Sie so reagiert haben oder es noch tun. Es geht mir im Moment nur darum, Ihnen zu zeigen, daß es die Art und Weise ist, wie Sie über etwas denken, die bestimmt, wie Sie sich fühlen.

Dieses Wissen um den Zusammenhang zwischen Ihren Gedanken und Gefühlen ist für die gute Bewältigung Ihres Diabetes enorm wichtig. Nehmen wir einmal an, daß es tatsächlich die Umstände wären, die Sie ängstlich, deprimiert oder wütend machen würden. Was würde das für Sie bedeuten? Es würde bedeuten, daß Sie keine Chance hätten, sich jemals besser zu fühlen. Sie müßten für den Rest Ihres Lebens deprimiert, verängstigt oder wütend sein, da Ihr Diabetes Sie Ihr ganzes Leben begleiten wird. D.h. Sie wären quasi Ihren Gefühlen wie ein Sklave ausgeliefert und könnten nie mehr in Ihrem Leben Spaß und Freude haben.

Die Tatsache, daß es die Art und Weise ist, wie Sie denken, die darüber entscheidet, wie Sie sich fühlen, ist für Sie eine große Chance. Sie können lernen, Ihren Diabetes mit anderen Augen zu sehen, und haben so die Möglichkeit, sich besser zu fühlen und anders zu verhalten.

Anders ausgedrückt: Es liegt an Ihnen, wie Sie sich fühlen, da Ihre Gefühle, die guten wie die schlechten, das Ergebnis Ihrer Selbstgespräche und Gedanken sind. Wenn Sie weniger verängstigt, weniger deprimiert oder einfach nur gelassener sein möchten, dann können Sie das lernen. Diese Verantwortung, die Sie für Ihre Gefühle haben, ist für Sie also die Chance Ihres Lebens: Sie öffnet Ihnen die Tür zu einem Leben, in dem auch mit der Diagnose Diabetes noch Platz für Spaß und Freude ist.

Sie können nicht darüber entscheiden, Diabetes zu haben oder nicht. Sie haben aber 100%ig die Wahl, wie Sie über Ihren Diabetes denken und wie Sie sich fühlen. Sie können wählen,

1. ob Sie darüber depressiv oder ärgerlich sind oder ob Sie die

überwiegende Zeit ausgeglichen damit leben können,
2. ob Sie sich als Krüppel oder als vollwertigen Menschen mit einer Behinderung sehen,
3. ob Sie aktiv sind und einen Sinn in Ihrem Leben sehen oder ob Sie am Leben verzagen und mit dem Schicksal hadern.

Wie wir denken, fühlen und handeln, wurde uns nicht in die Wiege gelegt. Das haben wir vielmehr gelernt, und da wir dies gelernt haben, können wir auch lernen, unsere Gedanken und damit unsere Gefühle zu verändern, wenn wir uns anders fühlen und verhalten möchten.

Es sind unsere Bewertungen der Tatsachen, die darüber entscheiden, wie wir uns fühlen.

Wenn uns jemand sagt „Ich habe Diabetes“, dann wissen wir noch nicht, wie er sich fühlt. Er beschreibt lediglich eine Tatsache und Tatsachen verursachen keine Gefühle. Wissen wir dagegen von seiner negativen Einstellung: „Es ist schrecklich, Diabetes zu haben“, dann können wir sicher sein, daß er dabei sehr negative Gefühle hat. Seine persönliche Bewertung der Tatsache, daß er Diabetes hat, entscheidet darüber, wie er sich fühlt. Die Bewertung ist eine persönliche Stellungnahme zu den Tatsachen. Alle unsere Gefühle, ob sie nun positiv oder negativ sind, werden durch solche Bewertungen ausgelöst. Positive Bewertungen führen zu positiven Gefühlen (wie etwa Liebe, Freude und Begeisterung), negative Bewertungen führen zu negativen Gefühlen (wie etwa Trauer, Wut, Neid und Angst) und neutrale Bewertungen führen zu Ruhe und Gelassenheit. Schauen wir uns ein Beispiel hierzu an.

Tatsache:
Ich muß meinen BZ regelmäßig kontrollieren und die Insulindosis anpassen, um eine gute Einstellung zu erreichen und so Gesundheitsrisiken vorzubeugen.

Negative Bewertung dieser Tatsache:

„Ich ertrage das nicht. Diese ewige Kontrollierererei geht mir auf die Nerven. Ich werde nie mehr wie andere unbeschwert leben können. Das ist doch kein Leben, das ist eine einzige Quälerei. Das habe ich nicht verdient. Das ist ungerecht.“

Wenn Sie so über die Tatsache denken, daß Sie Diabetes haben, dann müssen Sie sich verzweifelt, deprimiert und verärgert fühlen. Jeder Diabetiker, der so über seinen Diabetes denkt, der ihn so bewertet, fühlt sich auch schlecht.

Neutrale Bewertung:
„Es ist lästig und auch unangenehm, immer wieder meinen BZ zu kontrollieren, aber damit läßt sich leben. Ich kann diese Kontrollen ebenso zur Routine werden lassen wie das Zähneputzen oder meine Berufstätigkeit. Ich werde noch genügend Zeit und Freiheiten haben, um mein Leben zu genießen, auch wenn es erst einmal eine Umstellung bedeutet.“

Wenn Sie so über die Tatsache denken, daß Sie Diabetes haben, dann werden Sie sich zwar nicht darüber freuen, daß Sie diese Behinderung haben, aber Sie werden mit ihr auf die bestmögliche Weise umgehen können. Sie werden sich vielleicht manchmal etwas über Ihre Behinderung ärgern, aber lassen sich deshalb nicht davon abhalten, das Beste daraus zu machen.

Positive Bewertung:
„Vielleicht ganz gut, daß ich Diabetes habe. Auf diese Weise werde ich daran erinnert, nicht alles so selbstverständlich zu nehmen. Mein Diabetes erlaubt mir, bewußter zu leben und dafür dankbar zu sein, was ich habe.“

Wenn Sie so denken würden und davon überzeugt wären, daß Ihr Diabetes auch sein Gutes hat, dann hätten Sie positive Gefühle.

Theoretisch können wir jede Tatsache als positiv, negativ oder neutral bewerten. Das heißt natürlich nicht, daß wir alles positiv sehen und bewerten sollten. Eine positive Bewertung der Tatsache, daß Sie Diabetes haben, wäre ebenso unangemessen wie eine sehr negative Bewertung. Es geht nur darum, daß Sie die Wahl haben, wie Sie über eine Tatsache denken, und daß Sie die Fähigkeit haben, eine sehr negative Bewertung einer Tatsache zu verändern, wenn Sie feststellen, daß Sie sich selbst dadurch mehr schaden als nützen.

Für niemanden ist das Leben stets nur angenehm: Jeder stößt irgendwann auf Schwierigkeiten, Anstrengung oder Leid. So ist es wohl kaum besonders lustvoll, als Diabetiker tagaus, tagein auf eine gute Blutzuckereinstellung zu achten oder, besonders in Freizeit oder Urlaub, bestimmte Regeln einzuhalten, wenn man sich viel lieber dem Zeitrhythmus seiner Mitmenschen anpassen würde. Dies alles können und dürfen Sie als unangenehm empfinden. Eine solche Bewertung ist eine angemessene Bewertung. Die unangenehmen Gefühle (Enttäuschung, Traurigkeit), die damit verbunden sind, sind normale und angemessene Reaktionen auf Schattenseiten, die jeder von uns in seinem Leben hat – nicht nur Sie als Diabetiker.

Lassen Sie es mich noch einmal ganz deutlich sagen: Es geht bei dem ABC der Gefühle lediglich darum, daß wir durch unsere Bewertung der Tatsachen darüber entscheiden, wie wir uns fühlen. Ich will und kann Ihnen nicht verbieten, sich durch negative Gedanken das Leben schwerzumachen. Alles, was ich möchte, ist, Ihnen zu zeigen, daß Sie die Möglichkeit haben, sich anders zu fühlen, wenn Sie möchten. Diese Fähigkeit ist der Schlüssel zu einer guten Bewältigung Ihres Diabetes. Es ist völlig verständlich, wenn Sie bei der Nachricht, Diabetes zu haben, erst einmal verzweifelt, deprimiert und völlig verängstigt sind. Entscheidend ist jedoch, daß Sie lernen können, diese negativen Gefühle zu überwinden, und daß Sie sie nicht für Ihr gesamtes weiteres Leben behalten müssen.

Wenn Sie sich durch sehr negative Bewertungen sehr negative Gefühle machen, dann fühlen Sie sich nicht nur schlecht, sondern schränken dadurch auch Ihre Handlungsfähigkeit stark ein. Wie verhalten Sie sich wohl, wenn Sie denken: „Ich ertrage das nicht. Diese ewige Kontrolliererei geht mir auf die Nerven. Ich werde nie mehr wie andere unbeschwert leben können. Das ist doch kein Leben, das ist eine einzige Quälerei."? Aufgrund Ihrer Schwarzmalerei werden Sie überhaupt nicht motiviert sein, sich angemessen um Ihren Diabetes zu kümmern. Sie werden sich wenig um eine gute Einstellung kümmern und dadurch noch die Probleme vergrößern. Und Sie werden keinen Spaß am Leben haben.

Wenn wir starke negative Gefühle in bezug auf unseren Diabetes haben, dann liegt das daran, daß unsere Bewertungen unrealistisch und übertrieben negativ sind. Solche Bewertungen nenne ich „nicht hilfreiche" Bewertungen, während ich Bewertungen, die uns helfen, uns so gut zu fühlen und zu verhalten, wie es unter gegebenen Umständen möglich ist, als „hilfreich" bezeichne. Nicht hilfreiche Bewertungen machen uns unglücklich, deprimiert, wütend oder völlig ängstlich bis hin zu panisch, führen zu unnötigen Konflikten mit anderen Menschen und hindern uns, die Ziele zu erreichen, die wir anstreben und die in unserem besten Interesse sind.

Woran erkennt man „hilfreiche" bzw. „nicht hilfreiche" Bewertungen?

Eine Bewertung ist dann hilfreich, wenn sie
a) den Tatsachen entspricht und
b) Ihnen hilft, sich so zu fühlen und zu verhalten, wie Sie es möchten.

Nehmen wir einmal die Gedanken „Ich ertrage das nicht. Das ist doch kein Leben. Das ist eine einzige Quälerei." und wenden diese beiden Regeln darauf an:

Entsprechen diese Gedanken den Tatsachen? Was meinen Sie? Nein, sie entsprechen nicht den Tatsachen. Tatsache ist nämlich, daß Sie Ihren Diabetes und die damit verbundenen Probleme ertragen können – auch wenn Sie sich vielleicht schwer damit tun

–, daß es trotzdem ein Leben ist – wenn auch ein vielleicht nicht mehr so unbeschwertes – und daß Ihr Leben mit Diabetes keine einzige Quälerei ist, sondern Sie lediglich in manchen Bereichen durch Ihre Behinderung beeinträchtigt sind. Stimmen Sie mir zu?

Helfen Ihnen diese Gedanken, sich so zu fühlen, wie Sie es möchten?
Ich unterstelle Ihnen einmal, daß Sie es nicht als besonders lustvoll empfinden, deprimiert und unglücklich zu sein, daß Sie sich also lieber gut fühlen würden. Wenn dem so ist, dann helfen Ihnen diese Gedanken nicht dabei. Wenn Sie so denken, dann müssen Sie unglücklich und deprimiert sein.

Sie sehen also: Diese Gedanken sind nicht hilfreich.

Die wenigsten unserer Bewertungen entsprechen den Tatsachen. Peter, ein Patient von mir, sagte einmal folgendes: „Wieso soll ich auf so vieles, was ich gerne esse und trinke, verzichten, wenn ich hinterher doch Folgeerkrankungen bekomme? Da würde ich mich über die verlorenen Jahre ärgern."

Entsprechen Peters Gedanken den Tatsachen?
Zunächst scheint es eine Tatsache zu sein, daß Peter auf einiges verzichten muß. Aber ist es wirklich viel, wenn man es mit allen Handlungsmöglichkeiten vergleicht, die Menschen haben? Viel ist es, wenn man das Leben auf Essen und Spontaneität reduziert, und wenn man beim Essen nur die Nahrungsmittel betrachtet, die man als Diabetiker nicht ohne Überlegung essen sollte. Peter sieht also nur das, was er nicht mehr tun kann, was er durch seine Behinderung verliert, und läßt alles andere, was ihm noch offen steht, außer Betracht. Er verzerrt also die Tatsachen.
Zum zweiten: Real ist, daß man auch bei guter Einstellung Folgeerkrankungen bekommen kann, aber auch, daß die Wahrscheinlichkeit viel geringer ist. Dieses geringe Risiko bläht Peter auf 100 % auf, indem er sagt: „Ich werde sowieso Folgeerkrankungen bekommen." Schließlich: Woher weiß er, ob er sich in 10 Jahren darüber ärgern wird, wenn er eine gute Diabetestherapie

gemacht hat und trotzdem Probleme mit dem Diabetes bekommt? Vielleicht sagt er sich dann auch: „Da habe ich wirklich Pech gehabt, aber wenigstens habe ich alles getan, um es zu verhindern." Man kann nie voraussehen, wie man etwas in der Zukunft bewerten wird.

Peters Gedanken entsprechen also nicht den Tatsachen. Und wie fühlt und verhält er sich, wenn er seine Lage so sieht? Er fühlt sich schlecht und kommt vielleicht zu dem Schluß: „Ist doch alles egal." Die Folge wird sein, daß er sich nicht um eine gute Einstellung bemüht und sich so einem größeren Risiko aussetzt, Folgeerkrankungen zu bekommen, die sein Leben noch weiter einschränken und beschneiden.

Was wäre im Falle Peters eine hilfreiche Bewertung seiner Lage? Er könnte sich z. B. sagen: „Wenn ich mein Risiko für Folgeerkrankungen mit einigen Maßnahmen erheblich reduzieren kann, dann tue ich es, auch wenn ich damit keinen garantierten Erfolg habe. Es bleiben mir noch so viele Nahrungsmittel und Möglichkeiten, mein Leben zu genießen, daß ich damit gut leben kann".

Schauen wir uns noch einige sehr weitverbreitete Gedanken über den Diabetes an und überprüfen sie daraufhin, ob sie hilfreich sind oder nicht.

1. *„Diabetes ist eine sehr große gesundheitliche Bedrohung und das ist schrecklich."*

Richtig ist, daß Sie Ihr Leben als Diabetiker verändern müssen, wenn Sie das Risiko von Folgeerkrankungen so klein wie möglich halten wollen. Das Risiko von Folgeerkrankungen ist bei guter Einstellung nicht viel höher als das Risiko, daß ein Nichtdiabetiker an einer anderen Krankheit erkrankt. Alle Menschen sind unterschiedlichsten Gefahren und Risiken ausgesetzt. Fast alle Menschen müssen irgendwann im Leben gesundheitsbedingt etwas in ihrer Lebensweise ändern. Das ist ein ziemlich normaler Vorgang. Deshalb sich Tag für Tag einzureden, man sei in Gefahr, hilft nicht, diese Gefahren abzuwenden. Auch gibt es sicher viel größere Bedrohungen, z. B. einen Autounfall mit Lähmungen der Beine. Verglichen damit ist die Bedrohung durch den Diabetes nicht sehr groß. Es handelt sich also um einen nicht hilfreichen Gedanken.

Eine hilfreiche Bewertung könnte so aussehen: „Ich weiß nicht, ob ich an Folgeerkrankungen erkranke. Wenn ich jedoch dafür sorge, daß ich eine gute Einstellung habe, dann tue ich mein Möglichstes, um das Risiko so klein wie möglich zu halten."

2. *„Ich kann nichts gegen den Diabetes tun."*

Richtig ist, daß Sie, solange Sie leben, Diabetes haben werden. Sie können jedoch sehr viel tun, um das Risiko für Folgeerkrankungen erheblich zu verringern. Dieser Gedanke entspricht also nicht den Tatsachen, und da Sie sich bei diesem Gedanken mut- und hilflos fühlen – was sicher nicht angenehm ist –, hilft er Ihnen auch nicht, sich gut zu fühlen.

Eine hilfreiche Bewertung könnte so aussehen: „Ich kann sehr viel tun, um mit meinem Diabetes ein lebenswertes und erfülltes Leben führen zu können. Ich kann mich gesund ernähren, kann für eine gute Einstellung sorgen und darauf achten, daß ich mir durch negative Gedanken das Leben nicht noch schwerer mache."

3. *„Diabetes zwingt mich, Dinge zu ändern, die ich nicht verändern will."*

Es ist nicht richtig, daß Sie der Diabetes zu etwas zwingt. Sie selbst entscheiden, was Sie tun wollen. Erstens haben Sie viele Freiheiten bei den notwendigen Veränderungen, und zweitens können Sie sogar diabetische Notwendigkeiten mißachten, wenn Sie die Risiken in Kauf nehmen. Tatsache ist: Wie Sie sich auch verhalten, Sie entscheiden sich dafür. Sie entscheiden sich, ob Sie Ihren Diabetes annehmen oder gegen ihn rebellieren. Sie entscheiden sich, ob Sie sich negative Gedanken über ihn machen. Sie entscheiden, ob Sie für eine gute Einstellung sorgen oder nicht. Wenn Sie denken, Ihr Diabetes zwinge Sie zu etwas, dann werden Sie gegen ihn rebellieren und sich dabei schlecht fühlen.

Eine hilfreiche Bewertung wäre: „Nichts und niemand zwingt mich, etwas zu tun, was ich nicht tun möchte. Ich entscheide selbst, was ich tue und was nicht. Ich werde mich dafür entscheiden, mich so gut um meinen Diabetes zu kümmern, wie ich es für richtig halte."

4. *„Ich ertrage es nicht, Diabetiker zu sein."*

Tatsache ist: Sie können es ertragen und ertragen es in diesem Moment. Es mag Ihnen dabei nicht so gut gehen, und Sie mögen sich wünschen, Sie wären nicht behindert, aber Sie können ihn ertragen – auch wenn Ihnen das nicht immer leicht fällt. Wenn Sie sich einreden, etwas nicht ertragen zu können, dann fühlen Sie sich zwangsläufig schlecht. Also ein nicht hilfreicher Gedanke.

Eine hilfreiche Bewertung wäre: „Ich ertrage es, Diabetes zu haben. Es gefällt mir nicht, Diabetes zu haben, und ich würde mir wünschen, völlig gesund zu sein. Aber ich kann es ertragen, daß es nicht so ist."

5. *„Ich muß immer eine gute Einstellung haben."*

Wer sagt das oder wo steht das geschrieben? Tatsache ist, daß es besser wäre, wenn Sie immer eine gute Einstellung hätten, das heißt aber nicht, daß es so sein muß. Andererseits ist es keine Katastrophe, wenn Ihr BZ nicht immer optimal eingestellt ist, ganz abgesehen davon, daß dies unmöglich ist. Kein Diabetiker hat immer eine gute Einstellung. Wenn Sie denken, Sie müßten *immer* eine gute Einstellung haben, dann setzen Sie sich unter einen ungeheuren Druck und Erfolgszwang, so daß es Ihnen nicht gut dabei geht. Dieser Gedanke hilft Ihnen also auch nicht, sich gut zu fühlen, und ist somit kein hilfreicher Gedanke.

Eine hilfreiche Bewertung wäre: „Ich werde mich darum bemühen, möglichst immer eine gute Einstellung zu haben. Das wird mir nicht immer gelingen, weil das niemand schafft. Aber ich will mich darum bemühen. Das ist alles, was ich tun kann."

6. *„Ich darf keine Folgeerkrankungen bekommen. Das wäre schrecklich. Dann wäre alles aus."*

Wäre es tatsächlich schrecklich und wäre dann alles aus, wenn Sie Folgeerkrankungen bekämen? Vielleicht denken Sie so, aber ist dem wirklich so? Es wäre sicher sehr unangenehm und würde Ihre Lebensqualität einschränken, aber schrecklich im Sinne von „unerträglich" und „damit nicht leben können", wäre es nicht. Es gibt unter uns Tausende von Menschen, die z. B. blind sind und trotzdem lachen und ein ziemlich normales und ausgefülltes Leben führen. Hilft es Ihnen zu denken, daß dies schrecklich wäre und dann alles aus wäre? Nein. Wenn Sie so denken, dann müssen Sie große Angst verspüren.

Eine hilfreiche Bewertung wäre: „Ich hoffe und wünsche mir, keine Folgeerkrankungen zu bekommen. Ich werde alles mir Mögliche tun, um das zu verhindern. Wenn dies doch eintreffen sollte, dann werde ich einen Weg finden, damit umzugehen, auch wenn ich im Moment noch Angst davor habe. Andere Menschen können mit Folgeerkrankungen leben, also warum soll ich es nicht auch schaffen?"

Wie Sie vorgehen können, um „nicht hilfreiche" Gedanken durch „hilfreiche" zu ersetzen

1. Der erste Schritt besteht darin, daß Sie sich Ihrer Gedanken und Bewertungen bewußt werden. Wenn Sie sich also schlecht fühlen, dann fragen Sie sich: „Was denke ich mir? Welche Gedanken gehen mir durch den Kopf?"

2. Schreiben Sie diese Gedanken auf!

3. Nehmen Sie sich jeden einzelnen Gedanken vor und stellen Sie sich die beiden Fragen: Entspricht dieser Gedanke den Tatsachen? Hilft mir der Gedanke, mich so zu fühlen und zu verhalten, wie ich es möchte?

4. Entspricht ein Gedanke nicht den Tatsachen, dann formulieren Sie den Gedanken so um, daß er mit der Realität übereinstimmt. Formulieren Sie also einen „hilfreichen" Gedanken. Eine Möglichkeit, wenn Sie sich schwertun, einen hilfreichen Gedanken zu formulieren, ist, daß Sie andere Diabetiker, die gut mit ihrem Diabetes leben, fragen, wie diese mit ihrer Behinderung umgehen. Fragen Sie diese ruhig, was sie denken, um der Zukunft gelassener entgegenzusehen oder um ihre Selbstkontrolle systematischer durchzuführen. Wenn andere gelernt haben, ihre Einstellung zum Diabetes zu ändern, dann können Sie das auch.

5. So oft Sie sich nun dabei ertappen, daß Ihnen der „nicht hilfreiche Gedanke" durch den Kopf geht, so oft ersetzen Sie diesen durch den neuen „hilfreichen" Gedanken und zwar so oft und so lange, bis Sie sich besser fühlen.

6. Sollte es Ihnen nicht gleich gelingen, Ihre Gedanken herauszufinden, oder Ihnen fällt beim besten Willen keine hilfreiche Bewertung ein, dann lassen Sie sich davon nicht erschüttern. Es gehört Übung dazu, auf seine Gedanken zu achten und sie zu überprüfen. Außerdem werden wir in den folgenden Kapiteln noch viele negative Gedanken gemeinsam überprüfen.

7. Gleichgültig ob Sie schon auf nicht hilfreiche Gedanken gestoßen sind oder noch danach suchen, wenn Sie sich besser fühlen möchten und Ihre Gedanken deshalb verändern wollen, werden Sie eine verwirrende Erfahrung machen: Wenn Sie Ihre negativen Gedanken durch hilfreiche Gedanken ersetzen, dann wird es Ihnen so vorkommen, als ob Sie sich etwas vormachen oder einreden. Es kommt Ihnen künstlich vor, sich beispielsweise zu sagen „Es gefällt mir nicht, Diabetes zu haben, und ich würde mir wünschen, völlig gesund zu sein. Aber ich kann es ertragen, daß es nicht so ist“, wenn Sie im Moment doch gerade vom Gegenteil überzeugt sind. Sie haben das Gefühl, sich zu belügen und sich etwas „Falsches“ einzureden.

Wie können Sie mit diesem Widerspruch umgehen? Vielleicht waren Sie schon einmal mit Ihrem Wagen in England. Wenn ja, dann haben Sie dort eine ähnliche Erfahrung gemacht. Sie wußten ganz genau, daß es richtig ist, in England links zu fahren. Andererseits hatten Sie aber die erste Zeit so ein „dummes und ungutes“ Gefühl, auf der falschen Straßenseite zu fahren. Sie waren es so lange gewohnt, rechts zu fahren, daß es Ihnen nun unnatürlich vorkam, gerade das Gegenteil davon zu tun. Die erste Zeit hatten Sie vermutlich ständig den Drang, rechts zu fahren, obwohl Ihnen Ihr Verstand sagte, daß es falsch wäre. Wie haben Sie sich in dieser Situation verhalten? Sie haben auf Ihren Verstand gehört, der Ihnen sagte, daß man in England links fährt, und Sie haben Ihr ungutes Gefühl ignoriert. Je länger Sie in England Auto fuhren, umso sicherer wurden Sie. Mit der Zeit war es für Sie ganz normal, links zu fahren. Sie hatten umgelernt.

So ist es auch, wenn Sie Ihre negativen Bewertungen ablegen wollen. Vom Verstand her wissen Sie, daß es Ihnen nicht hilft, wenn Sie sich etwas einreden, das nicht mit den Tatsachen übereinstimmt. Sie wissen, daß Sie sich damit nur schaden. Andererseits haben Sie aber immer noch das ungute und negative Gefühl, das Ihnen zu sagen scheint, daß Sie allen Grund haben, ängstlich, deprimiert oder verärgert zu sein.

Genau wie in England kommt es nun darauf an, daß Sie sich an das halten, von dem Sie wissen, daß es stimmt, und daß Sie Ihr Gefühl der Unechtheit ignorieren. Es ist lediglich ein Signal für Ihre alten negativen Gedanken. Ignorieren Sie das Gefühl jedesmal, wenn es auftaucht, und verhalten Sie sich entsprechend Ihrer neuen Gedanken. Wenn Sie das oft genug und lange genug tun, dann werden Sie zu Ihrer neuen Art des Denkens auch das entsprechende gute Gefühl bekommen. Ihre negativen Gefühle ändern sich zuallerletzt. Zuerst müssen Sie Ihre Art des Denkens ändern. Es ist normal, sich zunächst so vorzukommen, als ob man sich etwas vormacht oder schauspielert. Dieses Gefühl wird mit der Zeit verschwinden.

In den nächsten Kapiteln werde ich immer wieder auf das ABC der Gefühle eingehen und Ihnen zeigen, wie Sie sich diese Strategie bei der Bewältigung Ihres Diabetes zunutze machen können.

Fassen wir das Wichtigste aus diesem Kapitel zusammen

1. Sie fühlen, wie Sie denken. Ihre Bewertungen entscheiden darüber, ob Sie sich deprimiert, ängstlich, schlecht oder gut und zufrieden fühlen.

2. Da Sie nicht als negativ denkender Mensch auf die Welt gekommen sind, können Sie lernen, Ihre Gedanken zu verändern, wenn Sie feststellen, daß Sie sich damit schlechte Gefühle machen.

3. Sie können negative Gedanken daran erkennen, daß sie nicht den Tatsachen entsprechen, Ihnen schlechte Gefühle machen und Sie daran hindern, sich angemessen um Ihren Diabetes zu kümmern.

4. Wenn Sie Ihre negativen Gedanken durch hilfreiche ersetzen, dann haben Sie die erste Zeit den Eindruck, als ob Sie sich

belügen. Das ist normal. Lassen Sie sich dadurch nicht irritieren und davon abhalten, weiterhin Ihre hilfreichen Gedanken zu üben.

5. Sie werden negative Gedanken und Gefühle nur dann überwinden, wenn Sie trainieren, sich hilfreiche Gedanken zu machen. Haben Sie Geduld mit sich. Denkgewohnheiten zu verändern braucht Zeit.

Kapitel 9
Den Diabetes akzeptieren – aber wie?

Vielleicht sagte Ihnen schon einmal jemand „Du muß Deinen Diabetes akzeptieren." „Leicht gesagt", haben Sie sich vielleicht gedacht, „wie macht man das, seinen Diabetes zu akzeptieren?" Oder aber Sie dachten sich: „Die hat gut reden, wo sie doch gesund ist. Diabetes kann man nicht akzeptieren".

In diesem Kapitel wollen wir uns anschauen, wie Sie lernen können, Ihren Diabetes und die damit verbundenen Einschränkungen zu akzeptieren. Bitte lesen Sie dieses Kapitel, auch wenn Sie gerade innerlich zu sich gesagt haben, daß Sie Ihren Diabetes nie werden akzeptieren können, weil er für Sie schrecklich und unerträglich ist. Ich kann und möchte Sie nicht davon überzeugen, daß Sie ihn akzeptieren müssen. Ich möchte Ihnen lediglich zeigen, welche Folgen es hat, wenn Sie ihn nicht akzeptieren, und daß Sie, wann immer Sie möchten, daran arbeiten können, den Diabetes soweit zu akzeptieren, daß Sie sich nicht ständig mit ihm schlecht fühlen.

Natürlich kann es auch sein, daß Sie schon einige Jahre Diabetes haben und sich gut mit ihm arrangiert haben. In diesem Fall trifft manches in diesem Kapitel auf Sie nicht mehr zu. Lesen Sie es dennoch. Es kann Ihnen helfen, im nachhinein vieles besser zu verstehen.

Wer erfährt, daß er Diabetes hat, weiß bald, daß sich sein Leben dauerhaft verändern wird und er nie wieder ganz so leben kann wie vorher. Diabetes haben bedeutet ein Abschiednehmen vom bisherigen (unbeschwerten) Leben als Nichtdiabetiker. Wann immer uns im Leben etwas widerfährt, was wir als schlimm ansehen und was wir uns vorher nicht haben vorstellen können, müssen wir zunächst lernen, damit umzugehen. Wir müssen lernen, Abschied zu nehmen von den Erwartungen, die nun nicht mehr erfüllt werden können. Und wir müssen unser Leben auf die neue Situation einrichten. Dabei sind 3 Reaktionsweisen möglich, die manchmal aufeinanderfolgen: das Nicht-Wahrhaben-Wollen, negative Gefühlsreaktionen und Neuorientierung. Diese Reaktionen sind nicht eindeutig voneinander zu trennen. Wir können zwischen ihnen hin- und herpendeln und in frühere Reaktionsweisen zurückfallen. Die Kenntnis dieser Reaktionsweisen kann Ihnen jedoch dabei helfen, Ihre vielfältigen Gefühle und Reaktionen besser zu verstehen. Diese drei Reaktionsweisen sehen so aus:

I. Nicht-Wahrhaben-Wollen
Sie sind schockiert. Sie wollen die Diagnose Diabetes nicht wahrhaben und können einfach nicht glauben, daß der Arzt Sie gemeint hat. Sie können es gefühlsmäßig noch nicht nachvollziehen, Diabetes zu haben.

II. Negative Gefühle
Es wird Ihnen langsam bewußt, daß Sie für immer Diabetes haben werden. Sie reagieren darauf mit den unterschiedlichsten Gefühlen: mit Hilflosigkeit, mit Angst vor der Zukunft, mit Verzweiflung, mit Minderwertigkeitsgefühlen, mit Schuldgefühlen, etwas falsch gemacht zu haben, mit Wut auf den Arzt oder die Eltern und mit Wut auf Ihren Körper.

III. Akzeptanz und Neuorientierung
Sie können langsam Ihren Blick wieder auf andere Ziele in Ihrem Leben richten und wieder an etwas anderes als an Ihren Diabetes denken. Sie tun, was notwendig ist, um das Risiko von Folgeerkrankungen möglichst gering zu halten. Sie entwickeln ein neues Selbstwertgefühl und der Schmerz und die Wut auf den Diabetes lassen nach.
Sie haben ein neues Gleichgewicht gefunden. Diabetes gehört zu Ihnen wie zu einem anderen Menschen ein Gebiß oder eine Hörhilfe. Er fordert eine bestimmte Zeit in Ihrem Alltag, manchmal ein wenig mehr, manchmal ein wenig weniger. Nur noch ab und zu werden Sie ein wenig traurig und ärgerlich, daß

Sie bestimmte Dinge nicht mehr wie früher tun können.

Durchläuft jeder Diabetiker alle drei Reaktionsweisen?

Vielleicht haben Sie z. B. auf die Nachricht, daß Sie Diabetes haben, nie mit Schock und Leugnung reagiert. Das ist sehr gut möglich, da die Reaktion auf die Nachricht davon abhängt, wie Sie die Tatsache bewerten, Diabetes zu haben. Empfanden Sie es nicht als eine Katastrophe, Diabetes zu haben, dann brauchten Sie die Leugnung als Schutz auch nicht. Auch ist es so, daß man nicht erst z. B. eine Zeitlang negative Gefühle durchlaufen muß, um zur Akzeptanz und Neuorientierung zu gelangen.

Viele Menschen mit einer chronischen Erkrankung durchlaufen Phasen der Abwehr, Distanzierung oder der Ablenkung von der Krankheit, um sich dann immer wieder aufs neue der Krankheit zu stellen und zuzuwenden. Dieses Hin- und Herpendeln zwischen Ablenkung und Beschäftigung mit der Krankheit ist völlig normal.

Es gibt Diabetiker, die aufgrund ihrer Persönlichkeit und Lebensgeschichte ihren Diabetes sehr schnell annehmen und ihn dann nur als lästige Nebensache betrachten. Andere können sich praktisch nie endgültig mit dem Diabetes abfinden. Sie schwanken immer wieder zwischen Bewältigung und Abwehr, und sie können sich nur in dieser Form mit dem Diabetes arrangieren.

Wie lange braucht man, um bis zur Neuorientierung zu kommen?

Wie bei jedem Schicksalsschlag, einem schweren Unfall, dem Verlust eines Partners, Kindes, der Arbeit, gibt es Menschen, die diese Reaktionsweisen nacheinander durchlaufen, während andere für eine bestimmte Zeit oder ihr ganzes Leben in einer Reaktionsweise steckenbleiben. Man kann keine Zeitangaben machen, bis wann man sich mit der Diagnose Diabetes abgefunden hat oder abgefunden haben sollte. Jeder Mensch braucht seine eigene Zeit.

Kann es Rückfälle geben?

Gerade beim Diabetes, mit dem Sie täglich durch Spritzen und Kontrollen konfrontiert sind, wird es immer wieder Zeiten geben, in denen Sie ein wenig gegen ihn aufbegehren oder traurig sind. In Belastungssituationen oder auch an Tagen, an denen Ihr BZ verrückt spielt, oder wenn Sie sich durch Ihre Behinderung besonders eingeschränkt sehen (auf Festen, im Urlaub, etc.) erleben Sie vielleicht, auch wenn Sie sonst gut mit Ihrem Diabetes leben, ein kurzes Aufflackern von Ärger, Wut oder Verzweiflung. Auch das Auftreten einer Folgeerkrankung können Sie vielleicht eine Weile so schlecht akzeptieren, daß Sie es nicht wahrhaben wollen. Den Diabetes akzeptieren bedeutet keinen paradiesischen Endzustand, in dem wir ein für alle Male verweilen können. Seinen Diabetes zu akzeptieren heißt, den überwiegenden Teil der Zeit im Frieden mit seinem Diabetes leben zu können. Die alten negativen Gefühle treten zuweilen wieder auf, aber sie gewinnen nicht mehr die Oberhand. Akzeptieren beinhaltet demnach auch: negative Gefühle zulassen zu können und Möglichkeiten zu haben, mit ihnen umzugehen.

Warum reagieren Menschen unterschiedlich auf die Diagnose Diabetes?

Wie stark Menschen auf die Diagnose reagieren, hängt davon ab,

1. wie sie generell mit Krisen und negativen Gefühlen umgehen: Menschen, die Krisen als Chance sehen, daran zu wachsen, und den Glauben haben, wieder aus der Krise herauszukommen und mit der neuen Situation umgehen zu können, werden weniger depressiv oder aggressiv reagieren. Auch Menschen, die negative Gefühle wie Trauer und auch Wut als Bestandteile in ihrem Leben ansehen und sie auch ausdrücken,

werden schneller ein neues Gleichgewicht finden.

2. wie stark ihr Lebenskonzept in Frage gestellt wird:
Menschen, die Gesundheit als Selbstverständlichkeit angesehen haben und deren Lebensumstände sich durch den Diabetes vollkommen ändern, reagieren eher mit Verzweiflung oder auch Leugnung.

3. in welchem Alter sie sind:
Für Jugendliche, die noch in einer Identitätskrise sind, kann der Diabetes eine viel größere Belastung sein als für einen Erwachsenen, der einen Beruf hat, den er gern ausübt und den er auch mit Diabetes genauso ausfüllen kann.

4. wie ihre Mitmenschen reagieren:
Wenn Partner und Familie dem Betroffenen das Gefühl geben, Verständnis zu haben und für ihn dazusein, ist dies hilfreich.

5. wie gut sie darüber informiert sind, was es heißt, Diabetes zu haben:
Menschen, die bei der Diagnose Diabetes eine realistische Einschätzung von den Konsequenzen haben, können besser damit umgehen, als solche, die glauben, das Leben sei mit Diabetes nicht mehr lebenswert.

6. wie ihr allgemeiner körperlicher Zustand ist:
Hat der Betroffene bereits eine andere chronische Erkrankung, kann es sich erschwerend auswirken, wenn er denkt „Habe ich nicht schon genug zu leiden, jetzt auch das noch", oder aber erleichternd, wenn er denkt „Mit dem anderen kam ich auch zurecht. Irgendwie werde ich damit auch leben können".

Wo, liebe Leserin, lieber Leser, stehen Sie im Augenblick? Damit Sie sich besser einordnen können, möchte ich mit Ihnen zusammen nochmals die drei Reaktionsweisen durchgehen und die jeweils dazugehörigen Gedanken, Gefühle und Verhaltensweisen genauer beschreiben.

I. Das Nicht–Wahrhaben–Wollen

Im ersten Moment reagieren viele Menschen auf die Nachricht, daß sie Diabetes haben, mit Schock und Verleugnung. Sie sind wie erstarrt und tun so, als hätten sie die Nachricht nicht gehört, oder als ob sie das Ereignis wieder ungeschehen machen könnten. Sie wollen nicht wahrhaben, daß sie erkrankt sind. Ihnen gehen Gedanken durch den Kopf wie: „Bestimmt meint er nicht mich", „Das darf nicht wahr sein", „Bestimmt geht der Diabetes wieder weg", „Der Arzt hat sich bestimmt geirrt". In dieser Phase haben Diabetiker noch die Hoffnung, alles sei nur ein böser Traum, aus dem sie nur erwachen müssen, und dann ist alles wieder wie vorher.

Diese Reaktion ist verständlich und normal, wenn man in eine Krise gerät, auf die man nicht vorbereitet ist, und die man als überwältigend erlebt. Die Nachricht vom Diabetes trifft uns wie ein Blitzschlag. Wir sind meist nicht darauf vorbereitet und wissen nicht, wie wir mit dieser neuen Situation umgehen sollen. Wir haben uns noch nicht damit beschäftigt, wie sich der Diabetes auf unser Leben auswirkt. Die einzige Möglichkeit, die wir sehen, ist, uns quasi „tot" zu stellen, so zu tun, als sei alles nicht wahr. Wir leben nach dem Motto: „Seht mal her, ich bin kein Diabetiker bzw. bin durch meinen Diabetes nicht verändert, und das werde ich allen beweisen".

Dieses Nicht–Wahrhaben–Wollen äußert sich auch in unserem Verhalten. Wir achten nicht auf unsere Ernährung, behalten für den Diabetes problematische Lebensgewohnheiten bei, verheimlichen den Diabetes vor anderen, führen unser Selbstkontrollheft nicht oder machen bei unseren Eintragungen falsche Angaben, gehen bei Problemen nicht zum Arzt und kümmern uns insgesamt wenig um unseren Diabetes. Wir werden vielleicht apathisch und ziehen uns von anderen Menschen zurück. Vielleicht haben wir auch die Illusion, den Diabetes 100%ig in den Griff bekommen zu können, und die Hoffnung, wieder wie vorher leben zu können. Das Leugnen des Diabetes äußert sich auch in Aussagen wie: „Ich habe manchmal Diabetes. Ich bin ein halber

Diabetiker“, „Ich kann alles essen, mein Blutzucker ist normal“ (er wurde aber nicht getestet).

Zur normalen Entwicklung eines Kindes gehört, daß es eine gewisse Zeit oder in bestimmten Situationen magisch denkt. So nimmt ein kleiner Junge vielleicht an, daß ihm der Hund auf der Straße gar nichts tun kann, solange er ihm nicht in die Augen sieht. Oder er stellt sich vor, der Hund werde ruhig bleiben, wenn er an ihm vorbeigeht und so tut, als habe er ihn gar nicht gesehen, indem er ein Lied pfeift.

Wenn man magisch denkt, glaubt man, eine Gefahr dadurch bannen zu können, daß man sich mit etwas, das mit der Gefahr nichts zu tun hat, beschäftigt, um die Gefahr abzuwenden (kein Blickkontakt mit dem Hund; ein Lied pfeifen). Im Laufe ihrer Entwicklung lernen Kinder, daß magisches Denken sie nicht vor einer Gefahr schützt und es besser ist, der Gefahr ins Auge zu schauen und alles zu tun, um sich vor ihr zu schützen.

Auch Diabetiker versuchen zuweilen, den Diabetes mit magischen Vorstellungen zu bannen. Die Verleugnung ist eine Form davon. Manche denken, der Diabetes könne einem nichts anhaben, wenn man nicht über ihn spreche, nachdenke und sich informiere.

Wenn wir in dieser Verleugnung bleiben, dann ersparen wir uns kurzfristig zwar den Schmerz, den wir erleben, wenn wir uns als Diabetiker annehmen. Wir können unser Leben dann zunächst weiterleben, als ob nichts geschehen wäre. Doch langfristig kann die Leugnung verheerende Konsequenzen haben, wenn wir uns lange Zeit nicht angemessen um unseren Diabetes kümmern und so das Risiko von Folgeerkrankungen erhöhen.

Was können Sie tun, um aus der Verleugnung zu kommen?

1. Akzeptieren Sie zunächst Ihr Gefühl des Schocks und der

Leugnung. Es sind normale menschliche Reaktionen auf ein Ereignis, mit dem Sie nicht umzugehen wissen.

2. Erzählen Sie anderen Menschen von Ihrer Erkrankung. Das häufige Darüber–Erzählen hilft Ihnen, den Diabetes als einen Teil von Ihnen anzusehen.

3. Gehen Sie in eine Selbsthilfegruppe und lesen Sie Diabetes–Literatur.

4. Erproben Sie neue Möglichkeiten, mit dem Diabetes umzugehen. Dann merken Sie möglicherweise, daß alles gar nicht so schlimm ist, wie Sie denken.

5. Wenn Ihre innere Stimme immer wieder sagt: „Das werde ich nie akzeptieren können", ersetzen Sie diesen Satz durch einen hilfreichen Gedanken, z.B.: „Es fällt mir sehr schwer, den Diabetes zu akzeptieren, aber vielleicht wird es leichter, wenn ich mich daran gewöhne und mir Hilfe hole bei den Sachen, die mich am meisten ärgern". Sagen Sie sich das immer wieder – wenn es sein muß, 20 mal am Tag. Sie können sich nicht auf Ihr erstes Gefühl verlassen. Es ist eine Tatsache, daß Sie Diabetes haben, und um angemessen damit umgehen zu können, müssen Sie die Tatsache annehmen und sich darauf einrichten.

Je mehr Sie Ihre Leugnung aufgeben, umso stärker werden wahrscheinlich Ihre negativen Gefühle. Bleiben Sie dennoch am Ball. Ihre negativen Gefühle werden auch wieder weniger werden. Sie müssen das Leugnen aufgeben, Schmerz, Wut und all die anderen Gefühle erleben, um zur Neuorientierung zu kommen.

Die Tatsache, daß Sie Diabetes haben, bedeutet nicht, daß Sie nur die Wahlmöglichkeiten haben, ihn zu verleugnen, oder sich bis an Ihr Lebensende elend zu fühlen. Sie können wieder Lebensfreude verspüren und sich aktiv am Leben beteiligen.

II. Negative Gefühle

Viele negative Gefühle können auftreten, wenn Ihnen bewußt wird, wie der Diabetes Ihr weiteres Leben beeinflussen wird. Verzweiflung, Angst, Einsamkeit, Wut, Hilflosigkeit, Minderwertigkeits- und Schuldgefühle wechseln sich ab. Wir haben Stimmungsschwankungen von einem Augenblick zum anderen.

Außerdem zeigt uns der Körper noch durch eine ganze Reihe körperlicher Reaktionen, daß wir aus dem seelischen Gleichgewicht sind: Wir haben Schlafstörungen, können uns nicht konzentrieren, uns nichts merken. Wir fühlen uns überdreht oder ständig erschöpft.

Unsere Gedanken kreisen nur um den Diabetes. Nichts anderes erscheint uns mehr wichtig in unserem Leben. Wir glauben, keinem anderen Menschen gehe es so dreckig wie uns und keiner könne uns verstehen. Wir denken „Das Leben hat keinen Sinn mehr. So will ich nicht weiterleben mit diesen Einschränkungen" und fühlen uns depressiv. In unserem Kopf laufen vielleicht Katastrophenfilme ab, wie wir uns täglich mit Spritzen quälen müssen, wie uns die Beine amputiert werden und wir blind im Rollstuhl sitzend einsam in unserem Zimmer vor uns hinvegetieren, und wir haben entsetzliche Angst.

Wir hadern mit dem Schicksal, fragen uns, womit wir das verdient haben und warum es gerade uns treffen mußte. Ohnmächtige Wut steigt in uns auf. Wir machen uns vielleicht auch Vorwürfe, zu ausschweifend gelebt zu haben, und bereuen, nicht früher mehr auf unsere Gesundheit geachtet zu haben.

All diese verschiedenen Gedanken und Gefühlsreaktionen gehören zu einem Sich–Auseinander–Setzen mit einer neuen unerwünschten Situation, auf die wir nicht vorbereitet sind. Sie zeigen uns, daß wir uns auf die neue Situation einlassen und innerlich damit beschäftigen.

Verzweiflung

Gedanken wie „Was soll das alles? Das Leben hat keinen Sinn mehr mit Diabetes", „Ich kann es nicht ertragen, mich einschränken zu müssen", „Nie mehr werde ich lustvoll essen können", „Nie mehr werde ich in Urlaub fahren können", „Es ist schrecklich, Diabetes zu haben", kreisen nahezu ununterbrochen in unserem Kopf. Meist sind es Gedanken, die die Wörtchen „Nie mehr ..." beinhalten. Wann immer wir denken: „Nie mehr werden wir ... tun können", was uns doch so wichtig ist, fühlen wir uns hilflos und verzweifelt. Wir sehen nur noch, was wir nicht mehr tun können, und das, was wir tun können, in möglichst schwarzen Farben. Wir bewerten das, was auf uns zukommt, als schrecklich, unerträglich, und erleben uns hilflos, weil wir nichts dagegen unternehmen können. Aber meist legen sich solche Gedanken wieder. Selten begeht jemand nur wegen des Diabetes Selbstmord. Bei schweren Folgeerkrankungen sind manche so verzweifelt, daß sie sich das Leben nehmen. Ich empfehle Ihnen, solch eine Entscheidung nicht allein mit sich abzumachen. Sprechen Sie mit anderen, suchen Sie einen Psychotherapeuten, Psychiater oder auch Theologen auf. Vielleicht entdecken Sie Möglichkeiten, an die Sie gar nicht gedacht haben.

Was Sie selbst tun können, um Ihre Verzweiflung zu überwinden

1. Akzeptieren Sie zunächst Ihre Verzweiflung und Hilflosigkeit. Es ist völlig normal, daß Sie sich so fühlen. Drücken Sie Ihre Traurigkeit aus. Lassen Sie Ihre Tränen laufen, wenn Ihnen danach ist. Ihre Verzweiflung hat Ihre Berechtigung. Sie fühlen sich im Augenblick wie in einer Falle, weil Sie Ihr weiteres Leben negativ sehen, glauben, es nicht ertragen zu können, aber wissen, daß Sie den Diabetes nicht mehr rückgängig machen können. Sie haben die Möglichkeit, Ihre Verzweiflung zu überwinden, doch im Augenblick fühlen Sie sie und es bringt nichts, sich deswegen auch noch zu verurteilen.

2. Besuchen Sie eine Selbsthilfegruppe und sprechen Sie mit den Mitgliedern über Ihre Verzweiflung und Mutlosigkeit. Andere Betroffene werden Sie verstehen, weil sie auch durch dieses Tief gegangen sind. Außerdem gibt es in jeder Gruppe Menschen, die Ihnen zeigen, daß das Leben auch mit Diabetes lebenswert sein kann. Sie können Ihnen helfen, den Blick darauf zu richten, was Sie im Augenblick noch nicht sehen können. Sie können Ihnen Auswege aus Ihrer selbstgeschaffenen Falle zeigen.

3. Schreiben Sie Ihre Gedanken in ein Tagebuch und überprüfen Sie sie mit den Regeln für hilfreiches Denken aus Kapitel 8. Bitte machen Sie sich darauf gefaßt, daß Sie sich, wenn Sie die Gedanken neu formulieren, vorkommen, als ob Sie sich etwas vormachen und sich belügen. Es geht Ihnen dabei so, als ob Sie ein Vorurteil überwinden müßten. Und Sie wissen ja aus dem Alltag, wie schwierig das ist. Überprüfen wir einige Gedanken daraufhin, ob es sich um hilfreiche Gedanken handelt.

1. *„Das Leben ist mit Diabetes nicht lebenswert. Es ist alles aus."*

Entspricht dieser Gedanke den Tatsachen?
Nein, damit übertreibe ich gewaltig. Ich habe es bisher noch nicht ausprobiert und kann es gar nicht wissen. Das Leben wird zum Teil anders verlaufen als bisher, aber es kann dennoch lebenswert sein. Wenn es nicht so wäre, müßten sich alle Diabetiker das Leben nehmen.

Hilft mir dieser Gedanke, mich so zu fühlen und zu verhalten, wie ich es möchte?
Nein, wenn ich so denke, werde ich depressiv und denke sogar daran, mir das Leben zu nehmen. Ich nehme keinen Anteil am Leben und suche auch nicht nach einem Sinn und nach Aufgaben. Ich resigniere und das Leben ist dann tatsächlich weniger lebenswert als jetzt.

Hilfreicher ist es für mich zu denken:

„Der Diabetes verändert einiges in meinem Leben. Ich kann mir noch nicht so recht vorstellen, wie mein Leben weiterhin verlaufen soll, doch ich werde es ausprobieren. Der Diabetes verändert nicht alle Bereiche meines Lebens, sondern nur einen Teil."

2. *„Niemand wird mich mehr mögen, weil ich Diabetes habe."*

Entspricht der Gedanke den Tatsachen?
Nein, das ist eine Annahme. Ich habe es bis jetzt noch nicht ausprobiert und Menschen von meinem Diabetes erzählt. Wahrscheinlich gibt es Menschen, für die Diabetes kein Thema ist, und solche, die mich ablehnen, weil sie Vorurteile haben.

Hilft mir der Gedanke, mich so zu fühlen und zu verhalten, wie ich es möchte?
Nein, wenn ich so denke, werde ich meinen Diabetes verheimlichen und Angst davor haben, daß andere meine Behinderung bemerken.

Ein hilfreicher Gedanke könnte so aussehen:
„Ich bin ein Mensch mit einer Behinderung. Es gibt Menschen, die mich wegen dieser Behinderung ablehnen werden, und solche, für die Diabetes überhaupt kein Thema ist. Auch unabhängig von meinem Diabetes werde ich nicht von allen Menschen gemocht. Ich kann andere darüber aufklären, was es mit dem Diabetes auf sich hat. Wenn sie ihre Vorurteile darüber nicht ändern wollen, kann ich nichts dagegen tun."

3. *„Ich werde nie wieder spontan sein können, weil ich ständig auf den Diabetes achten muß."*

Entspricht dieser Gedanke den Tatsachen?
Nein, nicht jede Handlung hat etwas mit dem Diabetes zu tun. Es bleibt genug Raum für Spontaneität. Ich muß keineswegs immer auf den Diabetes achten, sondern kann mich auch entscheiden, ihn bei bestimmten Dingen nicht zu beachten. Ich bin nicht der einzige Mensch, der bestimmte Grenzen für sein Handeln be-

denken muß, alle müssen es tun.

Hilft mir der Gedanke, mich so zu fühlen und zu verhalten, wie ich es möchte?
Nein, er macht mich niedergeschlagen und lähmt mich. Er bringt mich dazu, beim Handeln immer mehr zu grübeln, so daß ich selbst meine Spontaneität einschränke. Oder er provoziert mich, aus Ärger unüberlegt gegen den Diabetes zu handeln.

Hilfreicher ist es für mich zu denken:
„Der Diabetes schränkt meine Spontaneität zum Teil ein. Das ist unangenehm, aber keine Katastrophe. Ich werde versuchen, so mit dem Diabetes zu leben, daß ich mir meine Spontaneität weitgehend erhalten kann. Auch andere Menschen können nicht immer tun und lassen, was sie wollen."

4. *„Ich werde jetzt beim Essen immer rechnen müssen, wie schrecklich."*

Entspricht der Gedanke den Tatsachen?
Nein, es ist lästig, als Diabetiker immer rechnen zu müssen, aber es ist übertrieben, das schrecklich zu finden.

Hilft mir der Gedanke, mich so zu fühlen und zu verhalten, wie ich es möchte?
Nein, wenn ich so denke, habe ich keine Kraft, immer diese Berechnungen durchzuführen. Ich verderbe mir zudem die Freude am Essen.

Ein hilfreicher Gedanke könnte so aussehen:
„Es ist unangenehm für mich, vor dem Essen zu rechnen. Es kostet mich jedoch jeweils nur ein paar Minuten, und das kann ich ertragen, wenn ich daran denke, was andere chronisch Kranke alles tun müssen. Außerdem muß ich nicht unbedingt rechnen, ich kann auch mal drauflosessen, wenn ich das gerne will."

Schuldgefühle

Vielen Menschen gehen Gedanken durch den Kopf wie „Hätte ich nur gesünder gelebt!", „Ich hätte weniger Alkohol trinken sollen!", und sie machen sich damit ein schlechtes Gewissen und bestrafen sich mit Schuldgefühlen. Wann immer wir denken, wir hätten etwas anders machen sollen, als wir es getan haben, oder hätten etwas nicht machen sollen, was wir getan haben, fühlen wir uns schlecht und schuldig.

Unsere ersten Schuldgefühle haben wir in der Kindheit erlebt, als uns die Eltern tadelten und uns sagten, daß wir uns schämen sollten. „Ein braves Kind tut so etwas nicht. Du solltest dich dafür schämen", kommen Ihnen diese Worte bekannt vor? Bis wir erwachsen sind, haben wir diese Strategie, uns für ein Verhalten zu verurteilen und uns deshalb ein schlechtes Gewissen zu machen, selbst übernommen. Wir glauben, wenn wir uns schon falsch verhalten haben, dann müßten wir uns danach zumindest ein schlechtes Gewissen machen.

Doch wem helfen unser schlechtes Gewissen und unsere Schuldgefühle? Diese selbsterzeugten Schuldgefühle sind schädlich und überflüssig. Was haben wir davon, uns mit Vorwürfen zu quälen, in der Vergangenheit möglicherweise etwas falsch gemacht zu haben? Können wir es dadurch ändern oder ungeschehen machen? Nein, alles, was wir damit erreichen, ist, daß es uns schlecht geht.

Wenn wir tatsächlich etwas falsch gemacht haben, genügt es, den Fehler festzustellen und zuzugeben. Falls möglich, können wir ihn dann in der Gegenwart noch korrigieren oder wiedergutmachen. Wenn wir, wie beim Diabetes, jedoch gar nicht genau wissen, weshalb wir an Diabetes erkrankt sind, und es zudem auch nicht mehr ändern können, sind Schuldgefühle absolut schädlich. Sie versetzen uns in Anspannung und fördern unter Umständen sogar unsere Rebellion gegen notwendige Änderungen in unserem Leben.

Wir tun also gut daran, uns unser Leben nicht durch Schuldgefühle noch zusätzlich zu erschweren. Oder haben Sie ein gutes Gefühl dabei, sich zusätzlich zu den Mühen, sich auf den Diabetes einzustellen, noch Schuldgefühle aufzuladen?

Was Sie tun können, um Ihre Schuldgefühle abzubauen

1. Vergessen Sie Ihre Schuldgefühle, wenn Sie einen Typ-I-Diabetes haben. Sie können wirklich nichts dafür und hätten es nicht ändern können, daß Sie erkranken. Hören Sie deshalb auf, sich innerlich immer wieder vorzuwerfen, daß Sie sich in der Vergangenheit anders hätten verhalten sollen.

2. Wenn Sie einen Typ-II-Diabetes haben, kann es sein, daß Sie durch viel Streß, vor allem aber durch Übergewicht dazu beigetragen haben, daß der Diabetes ausgelöst wurde. Aber wußten Sie das vorher? Hat Ihnen jemand gesagt: „Paß auf, wenn du so weitermachst, bekommst du Diabetes"? Ich glaube kaum. Sie wurden davon überrascht. Und erst jetzt erkennen Sie, daß Sie etwas falsch gemacht haben. Und wenn Sie es gar nicht wußten, was nützt es dann, sich heute dafür zu verurteilen? „Ich hätte es wissen können ..." – aber Sie wußten es nicht. Und sollten Sie wirklich ganz bewußt fahrlässig gehandelt haben, dann haben Sie sich dafür entschieden, weil Sie die Risiken vielleicht niedriger einschätzten oder sie nicht ernst genommen haben. Wenn Sie es heute anders sehen: das konnten Sie vorher nicht wissen. Versuchen Sie, heute den Fehler zu korrigieren, indem Sie z. B. wieder abnehmen.

Diabetes ist keine Bestrafung für ein unmoralisches Verhalten. Vielleicht haben Sie durch Ihr Verhalten das Risiko erhöht, ohne es zu wissen. Aber diese Fehler sind sicher nicht die einzigen Ursachen für Ihren Diabetes, selbst wenn Sie fahrlässig gehandelt haben. Denn die Ursachen des Diabetes sind noch längst nicht völlig klar, und vielleicht übertreiben Sie Ihren Einfluß auf das Geschehen.

Neid und Mißgunst

Wenn wir an Diabetes erkrankt sind, dann sehen wir meist zunächst nur alle anderen Menschen, die keinen Diabetes haben und normal essen können. Wir übersehen, daß ein Teil dieser Menschen andere Krankheiten hat, die zum Teil nicht sichtbar sind. Da wir unsere Krankheit als die schlimmste Krankheit ansehen, die man bekommen kann, verspüren wir manchmal auch Neid und Mißgunst gegenüber anderen. Wir bedauern uns, der ärmste Mensch auf der Welt zu sein, den solch ein schweres Schicksal getroffen hat. Wir stellen uns die Frage: „Warum darf der Nachbar ohne Diabetes weiterleben, wo der doch seine Frau so schlecht behandelt?“ oder „Warum bekommt der Chef keinen Diabetes, wo er doch alle Leute schikaniert?“ Manchmal entwickeln wir auch Schadenfreude, wenn es einen Kollegen ebenfalls „trifft“ oder er zumindest eine andere Erkrankung bekommt.

All diese Gefühle sind menschlich. Sie gönnen anderen ihr Glück, wollen jedoch auch nicht davon ausgeschlossen werden. Es ist leicht, anderen etwas zu gönnen, wenn man es selbst hat. Es ist auch leicht, anderen etwas zu gönnen, wenn man es nicht hat, aber glaubt, wiedergewinnen zu können. Aber es ist schwer, anderen etwas zu lassen, was man nicht für sich haben kann. Dann kommt es leicht zu Neid und Mißgunst.

Vielleicht werden Sie mich jetzt fragen, ob es etwa nicht stimmt, daß andere keinen Diabetes haben. Natürlich ist es richtig, es gibt viele Menschen, die keinen Diabetes haben und auch nie Diabetes bekommen werden. Es ist in Ordnung, einen Unterschied zwischen sich und anderen Menschen zu sehen. Sie haben Diabetes und viele andere nicht. Nicht hilfreich ist es jedoch, nur noch darauf zu schauen: „Hat der andere auch Diabetes oder nicht?“, und wenn er keinen hat, ihm das zu mißgönnen. Sie werden dadurch Ihren Diabetes nicht wegbekommen und werden sich möglicherweise Freunde vergraulen, da Sie aggressiv und unausgeglichen ihnen gegenüber sind. Es ist in Ordnung, sich innerlich zu sagen: „Schade, daß ich Diabetes habe“.

Was Sie tun können, um Neid und Mißgunst abzubauen

1. Akzeptieren Sie, daß Sie im Augenblick ab und zu neidisch auf andere Menschen sind, die keinen Diabetes haben.

2. Wann immer Sie Neid und Mißgunst in sich verspüren, versuchen Sie Ihre dahinterliegenden Gedanken herauszufinden. Meist sind es Gedanken wie: „Er darf nicht gesund sein. Sein Leben darf nicht so einfach und unbeschwert sein und meines so beschissen und mühsam“.

3. Dann überprüfen Sie Ihre Gedanken mit den beiden Regeln für hilfreiches Denken. Bei obigem Gedanken könnten Sie so antworten:

Entspricht der Gedanke „Der andere darf nicht gesund sein, wenn ich es nicht bin!“ den Tatsachen?
Nein, es gibt kein Gesetz, daß Krankheiten nach Gerechtigkeitsgesichtspunkten verteilt werden. Der andere kann nichts dafür, daß ich an Diabetes erkrankt bin.

Hilft der Gedanke, mich so zu fühlen und zu verhalten, wie ich es möchte?
Nein, wenn ich so denke, werde ich aggressiv und neidisch.

Hilfreicher ist folgender Gedanke:
„Es ist schade, daß ich in meinem Leben mehr Einschränkungen habe als er. Das Leben ist nicht gerecht und ich bin bereit, es so zu akzeptieren, wie es ist. Ich will mich damit abfinden, daß andere es in einigen Bereichen einfacher haben als ich.“

4. Rufen Sie sich in Erinnerung, daß sich andere Menschen, die

keinen Diabetes haben, möglicherweise mit anderen Problemen auseinandersetzen müssen, von denen Sie nichts wissen.

Selbstzweifel

Wir beginnen, am Wert unserer Person zu zweifeln, indem wir denken: „Mit dem Diabetes bin ich nur noch ein halber Mensch“, „Wenn andere von meinem Diabetes erfahren, werden sie mich schief ansehen“, „Diabetes bedeutet, an nichts mehr teilhaben zu können, weil ich nicht mehr auf Feste und Veranstaltungen gehen kann, keinen mehr draufmachen kann“, „Meine Frau wird mich vielleicht verlassen, und ich werde dann nie mehr einen Partner finden“, „Ich werde beruflich nicht mehr leistungsfähig sein“, „Ich werde meinen Sport nicht mehr ausüben können“, „Andere werden mich auslachen, wenn ich Diät esse“.

Da unsere Gesellschaft sehr viel Wert auf Leistungsfähigkeit und Gesundheit legt, ist es nur natürlich, daß wir uns, wenn diese Eigenschaften betroffen werden, zunächst einmal vollkommen in Frage stellen. „Was bleibt denn eigentlich noch von uns übrig, wenn wir Diabetes haben?“, „Was haben wir denn noch zu bieten, wenn wir Diabetes haben?“ Uns fällt zunächst einmal nichts ein und wir sehen uns minderwertig, unfähig, als Krüppel und unattraktiv.

Da wir uns selbst als unattraktiv und minderwertig ansehen, können wir uns auch nicht vorstellen, daß andere an uns noch etwas Interessantes finden könnten. Wir sehen uns quasi nur noch aus Diabetes bestehen und übersehen alle unsere anderen Eigenschaften, Fähigkeiten und Fertigkeiten. Aber das ist ein gewaltiger Fehlschluß. All das, was unsere Person ausmacht und was wir uns in den Jahrzehnten unseres bisherigen Lebens angeeignet haben, verschwindet ja nicht auf magische Weise automatisch durch den Diabetes. Doch zugegebenermaßen kommen diese Qualitäten, wenn wir uns durch unser Gefühlswirrwarr durcharbeiten, nicht unbedingt in ihrer alten Stärke zum Vorschein. Unsere Gedanken werden so durch den Diabetes beherrscht, daß wir unsere Kreativität und Spontaneität nicht frei entfallen können. Wir können uns nicht auf andere Menschen einstellen und um Politik, Kultur und das, was die Menschheit sonst bewegt, kümmern. Doch nur Mut, wir können unsere Stärken wieder zum Vorschein kommen lassen, wenn wir dem Diabetes den richtigen Stellenwert in unserem Leben zugewiesen haben. Und dabei sind wir ja gerade. Wir sind dabei, auf ein neues Gleichgewicht hinzuarbeiten, in dem der Diabetes einen Platz neben vielen anderen Dingen erhält. Wie in der Oase aus unserem kleinen Beispiel im ersten Teil des Buches muß die Bewässerung sein, aber sie ist nicht alles, und manchmal ist es wichtiger, andere Dinge zu beachten.

Was Sie tun können, um Ihre Selbstzweifel abzubauen

1. Nehmen Sie sich ein Blatt Papier zur Hand und notieren Sie sich mindestens 10 positive Eigenschaften, Verhaltensweisen und Fähigkeiten von sich, die Sie täglich durchlesen. Ziel ist es, Ihren Blick wieder auf Ihre gesamte Person zu lenken und nicht nur auf das eine Merkmal Diabetes.

2. Wann immer Sie sich dabei ertappen, sich für einen halben Menschen zu halten, der unattraktiv und nichts mehr wert ist, erinnern Sie sich an folgendes: „Ich bin ein Mensch mit vielen hunderten Eigenschaften, Fähigkeiten und Fertigkeiten. Ein Merkmal von mir ist, daß ich Diabetes habe. Es ist neu zu meiner Person dazugekommen, doch es kann meine anderen Eigenschaften, Erfahrungen und Merkmale nicht in Frage stellen und einfach wegwischen. Der Diabetes wird mich in manchen Bereichen einschränken und ich muß mein Leben umgestalten, jedoch läßt er andere Bereiche völlig unberührt. Ich bin und bleibe ein Mensch mit Stärken und Schwächen, gleichgültig ob ich Diabetes habe oder nicht.“

Im Kapitel 14 werden wir uns noch ausführlicher mit dem Selbstwertgefühl befassen.

Angst

Wenn wir die Diagnose Diabetes erfahren, dann werden die meisten von uns eine Menge Katastrophengedanken haben: „Ich werde täglich spritzen müssen; das kann ich nicht“, „Bei Diabetes soll man blind werden, damit kann ich nicht leben“, „Es wäre schrecklich, wenn mein Partner mich verlassen würde“, „Ich werde bestimmt beide Beine amputiert bekommen“, „In Zukunft wird keine Wunde mehr bei mir heilen“, „Ich werde früher sterben“.

All das, was wir jemals über Diabetes gehört haben, läuft in einem inneren Film vor uns ab. Meist sind es negative Filme, die damit beginnen: „Es wäre schrecklich, wenn die ... Katastrophe eintreffen würde“. Wir stellen uns blitzschnell die Katastrophen vor, von denen wir glauben, sie kommen mit Diabetes auf uns zu. Dann unterbrechen wir die Gedanken und Bilder, weil sie uns so viel Angst machen, und in uns bleibt der Eindruck, allem, was auf uns zukommt, hilflos ausgeliefert zu sein. Der Ablauf, wie wir in unserem Körper Angst erzeugen, sieht also folgendermaßen aus:

1. Wir malen uns Katastrophenbilder aus, was uns alles durch den Diabetes passieren wird. Diese Katastrophenbilder setzen sich aus all dem Negativen zusammen, was wir jemals über Diabetes gehört und gelesen haben und was der Arzt uns gesagt hat.

2. Dann bekommen wir soviel Angst, daß wir die Bilder und Gedanken unterbrechen. Wir prüfen nicht, ob die Bilder realistisch sind, und suchen nicht nach einer Lösung, wie wir mit der möglichen Katastrophe umgehen können.
   Wir sehen also Katastrophen, von denen wir gar nicht wissen, ob sie tatsächlich auf uns zukommen werden, wie wahrscheinlich es ist, daß sie auf uns zukommen, und dann denken wir nicht weiter darüber nach, wie wir dann, sollten sie tatsächlich eintreffen, damit weiterleben können.

Diese Vorgehensweise ist sehr verhängnisvoll und hat starke Auswirkungen auf unsere Gefühle und unseren Körper. Unser Gehirn kann nämlich nicht unterscheiden, ob wir uns eine Katastrophe nur ausmalen oder ob sie tatsächlich existiert. Deshalb fühlen wir uns, auch wenn wir nur an etwas Gefährliches denken, so, als ob es bereits eingetroffen wäre.

Wenn Sie im allgemeinen ein Spezialist darin sind, sich zu sorgen, zu grübeln und sich immer das Schlimmste vorzustellen, dann werden Sie dies auch beim Diabetes tun. Sie werden sich dann ständig damit beschäftigen, was in Ihrem Leben noch alles Schlimmes infolge des Diabetes auf Sie zukommen könnte. Dadurch werden Sie in einer ständigen Anspannung leben und sich immer bedroht und in Gefahr fühlen. Diese Anspannung ist so weit sinnvoll, wie sie Sie dazu bewegt, etwas dafür zu tun, um mögliche negative Folgen zu verhindern. Aber wenn Sie sich zu viel damit beschäftigen, vergrößern Sie die Angst noch. Sie können Ihr Leben im Hier und Jetzt nicht mehr genießen.

Was Sie tun können, um Ihre Angst abzubauen

1. Akzeptieren Sie zunächst Ihre Angst. Sie muß auftauchen, wenn Sie sich Katastrophen ausmalen und sich vorstellen, damit nicht leben zu können.

2. Schreiben Sie sich wiederum all die Befürchtungen auf, die Sie sich ausmalen. Beginnen Sie mit den Worten: „Es wäre schrecklich, wenn ...“.

3. Nun überprüfen Sie die einzelnen Gedanken mit folgenden Fragen:
   a.) „Wie wahrscheinlich ist es, daß das, was ich als Katastrophe ansehe, wirklich eintreten wird?“
   Nur dann, wenn das, was wir als gefährlich und schlimm ansehen, wirklich wahrscheinlich ist, ist es sinnvoll, sich damit zu beschäftigen. Beispielsweise ist es möglich, daß jetzt im Augenblick ein Flugzeug direkt über Ihrem Haus abstürzt, aber

es ist nicht wahrscheinlich. Es ist möglich, daß es ein Erdbeben geben und Ihr Haus einstürzen wird, doch treffen Sie im Augenblick sicher noch keine Vorkehrungen und packen den Koffer.

b) „Wenn das, was ich als schlimm ansehe, wirklich passieren würde, was hätte ich dann an Möglichkeiten, damit umzugehen? Wie kann ich dann weiterleben?“

Wenn wir unsere Energie schon dafür einsetzen, uns negative Dinge in der Zukunft auszumalen und damit unseren Körper in der Gegenwart in Anspannung versetzen, dann sollten wir uns auch nach Lösungsmöglichkeiten für den Fall X umsehen. Erst wenn wir wissen, daß wir dann auch weiterleben können und es eine Lösung für uns geben kann, können wir den „Katastrophenfilm“ beiseitelegen.

c) „Gibt es andere Menschen, die damit weiterleben?“
Im Gespräch mit anderen Diabetikern können wir herausfinden, wie sie mit Folgeerkrankungen leben, vor denen wir große Angst haben. Wenn andere trotz Folgeerkrankungen zufrieden sind und leistungsfähig bleiben, dann können wir es auch lernen.

4. Wenn Sie die obigen Fragen bei jedem Katastrophengedanken eingesetzt und diesen überprüft haben, dann können Sie, wann immer diese Gedanken wieder in Ihrem Kopf auftauchen, diese Gedanken durch inneres „Stopp, mit euch möchte ich mich jetzt nicht beschäftigen. Ich tue alles, um nicht in die Situation zu kommen. Sollte sie doch eintreffen, habe ich mir Lösungen überlegt“, unterbrechen. Sie haben die Katastrophengedanken nicht einfach beiseitegeschoben, sondern sich mit ihnen auseinandergesetzt und Lösungen gesucht. Mehr können Sie jetzt nicht tun. Es gibt keine absolute Sicherheit, von den möglichen Gefahren des Diabetes verschont zu bleiben. Auch durch das ständige Darüber–Nachgrübeln können Sie nichts verhindern. Im Gegenteil, Sie rauben sich jetzt Lebensqualität, die Sie haben könnten.

In Kapitel 11 werden wir nochmals ausführlicher über die Ängste vor Spritzen, Impotenz und Folgeerkrankungen sprechen.

Wut

Uns gehen Gedanken durch den Kopf wie „Warum ich! Das ist unfair. Ich will den Diabetes nicht haben“, „Ich soll jetzt mein ganzes Leben lang, auf Spontaneität verzichten und jede meiner Aktivitäten planen. Das sehe ich nicht ein“, „Ich will nicht spritzen, weil das weh tut“, „Ich will keine Selbstkontrolle machen, weil ich nicht so viel Zeit habe“, „Mir hätte das nicht passieren dürfen. Habe ich nicht auch etwas Schönes verdient?“, „Was habe ich verbrochen, daß mich jetzt der Diabetes treffen muß!“, „Ich hasse meinen Diabetes, ich kriege ihn klein“, „Der Arzt ist wohl verrückt, was er alles von mir verlangt“. Mit diesen Gedanken versetzen wir uns in Anspannung.

Wann immer wir denken: „Etwas darf nicht so sein, wie es ist, weil ich es nicht möchte, weil ich es mir anders vorgestellt habe, weil ich es nicht verdient habe, etc.“, erzeugen wir in uns Wut und die Bereitschaft, gegen die Situation anzukämpfen. Wir legen als Folge davon beispielsweise ein Protestverhalten gegen ärztliche Anordnungen an den Tag. Wir fühlen uns zu Unrecht in diese Situation gebracht und wollen allen zeigen, daß das Schicksal nicht so mit uns umspringen kann. Wir wurden nicht gefragt, ob wir Diabetes haben möchten, und fühlen uns in eine Falle gelockt. Wie kann die Welt so ungerecht sein, uns mit Diabetes zu bestrafen und alle anderen ungeschoren davonkommen zu lassen?!

Es kommt vielleicht auch eine Wut hoch gegen diejenigen, die, wie wir glauben, „am Diabetes schuld sind“ (gegen die Mutter, die den Diabetes vererbt hat; gegen den Arzt, der ihn diagnostizierte, oder gegen den Körper, der uns so schmählich im Stich gelassen hat).

Oft richten wir unsere Aggressionen auch auf unsere Mitmenschen, die uns nicht gleich verstehen. Sie erscheinen uns als uninteressiert, dumm oder sogar böswillig, obwohl sie in Wirklichkeit bei aller Mühe noch nicht verstehen, wie das mit dem Diabetes eigentlich ist. Selbst wenn sie uns helfen wollen und uns z. B. auf eine Hypo hinweisen, reagieren wir aggressiv und denken: „Sie wollen uns nur zum Krüppel machen, uns abhängig machen von sich". Auch wenn andere eine ganz harmlose Frage stellen, beispielsweise, wie es uns geht, können wir dahinter schon wieder eine Anspielung auf unseren Diabetes und unsere Schwäche (aus unserer Sicht) sehen. Dann fühlen wir uns sofort angegriffen und reagieren gereizt.

Wir sind höchst verwundbar, weil wir in allem und jedem einen Feind sehen: in unserem Körper, der uns nicht mehr gehorcht und nur Schikanen macht; im Arzt, der uns die letzte Lebensfreude raubt und nur darauf aus ist, uns mit Verboten das Leben schwerzumachen; in den Freunden, die sich darüber freuen, wenn es uns schlecht geht und sich nur pro forma nach unserem Befinden erkundigen; in dem Partner, der nur aus Mitleid bei uns bleibt; in den Kollegen, die nur darauf lauern, uns bei einem Fehler zu ertappen; in dem Schicksal, das uns so ungerecht bestraft. Dadurch, daß wir mit uns uneins sind und uns mit dem Diabetes hassen, sehen wir das Verhalten anderer und alle Situationen, die auf uns zukommen, wie durch eine Brille: Die Brille läßt nur das durch, was wir erwarten: alle sind gegen uns. Wir können also nur wütend und aggressiv reagieren.

Was Sie tun können, um Ihre Wut abzubauen

1. Akzeptieren Sie zunächst Ihre Wut und den Haß auf Ihren Körper, auf das Schicksal oder die Ärzte. Es ist nur natürlich, daß Sie so reagieren. Sie sehen sich bedroht. Ihnen wird die Freiheit genommen, so weiterzuleben, wie Sie es sich bisher gedacht haben.

2. Schreiben Sie all Ihre wütenden Gedanken und Vorwürfe auf. Beginnen Sie die Sätze mit: „Ich finde es ungerecht, daß ...",

„Es ist unfair, daß ...", „Es darf einfach nicht sein, daß ...". Wenn Sie diese Gedanken aufschreiben, werden Sie wahrscheinlich sehr viel Wut und Spannung in sich spüren. Das ist in Ordnung. Auf diesem Weg wird Ihnen der Zusammenhang zwischen Ihren Gedanken und Gefühlen viel bewußter, als wenn die Gedanken nur automatisch im Kopf ablaufen.

3. Drücken Sie Ihre Wut auf für Sie und andere ungefährliche Weise aus. Wut macht Sie bereit zu Kampf oder Flucht und deshalb tut es Ihnen gut, die Wut in Bewegung umzusetzen. Schreien Sie Ihre Wut heraus! Werfen Sie Steine in einen See, ein Kissen an die Wand oder machen Sie einen Spaziergang, bei dem Sie ordentlich außer Atem kommen. Manchen hilft es auch, sich in der Phantasie auszumalen, wie Sie sich austoben.

Zunächst einmal ist es sinnvoll, die in uns entstandene Wut auszudrücken. Es ist jedoch wenig erstrebenswert, sich sein ganzes Leben immer wieder in diesen Anspannungszustand zu versetzen und gegen eine Lage anzukämpfen, die wir nicht mehr ändern können. Sie haben nicht die Möglichkeit, Ihren Diabetes abzulegen, trotzdem brauchen Sie nicht Ihr gesamtes Leben mit einer Wut im Bauch umherzulaufen und sich als Opfer zu fühlen.

In einem zweiten Schritt ist es hilfreich, die Wut aufzugeben und sich mit der Situation zu arrangieren. Dazu ist eine Veränderung Ihrer Gedanken notwendig:

4. Nehmen Sie sich die Liste Ihrer Vorwürfe, die Sie oben erstellt haben, zur Hand und überprüfen Sie die Vorwürfe wieder mit den beiden Regeln für hilfreiches Denken. Beispielsweise könnte dies folgendermaßen aussehen:

„Warum ich! Das ist unfair. Ich will den Diabetes nicht haben!"

Entspricht dieser Gedanke den Tatsachen?
Nein, er entspricht nicht den Tatsachen. Die Welt ist nicht gerecht. Mir wurde nicht versprochen, keinen Diabetes zu bekom-

men. Es gibt nichts, was mir eine körperliche Unversehrtheit oder ewige Freuden garantiert. Ich habe Diabetes bekommen, weil die Bedingungen in meinem Körper dafür erfüllt waren (erbliche Belastung/Infektion).

Hilft mir der Gedanke, mich so zu fühlen und zu verhalten, wie ich es möchte?
Wenn ich mein Leben lang ärgerlich sein will und damit zeigen will, daß ich den Diabetes nicht für gerecht halte, hilft mir dieser Gedanke. Will ich meine Energien aber auf andere Dinge richten als auf den Diabetes und mich wieder am Leben erfreuen, hilft er mir nicht.

Folgender Gedanke ist hilfreicher:
„Es ist unangenehm für mich, Diabetes zu haben. Ich ärgere mich, daß es mich getroffen hat. Ich weiß jedoch, daß sich Krankheiten ihr Opfer nicht nach Gerechtigkeitsgesichtspunkten suchen. Das Beste ist, ich versuche damit zurechtzukommen."

Vorsicht! Sie werden bei diesen neuen Gedanken zunächst in Ihrem Körper wieder heftigsten Protest verspüren. Lassen Sie sich davon jedoch nicht beirren. Sie wissen, daß sich beim Umlernen das Gefühl als letztes verändert. Wiederholen Sie innerlich immer wieder Ihre neuen Gedanken und irgendwann wird Ihr Gefühl Ihren Gedanken auch zustimmen.

„Ich muß jetzt mein ganzes Leben lang auf ein unbeschwertes und lustvolles Essen verzichten. Das sehe ich nicht ein."

Entspricht der Gedanke den Tatsachen?
Nein, nichts zwingt mich, auf ein Essen zu verzichten. Ich entscheide, was ich esse. Wenn ich auf etwas verzichte, dann weil es für mich von Vorteil ist.
Hilft der Gedanke, mich so zu fühlen und verhalten, wie ich es möchte?
Nein, wenn ich so denke, werde ich Schwierigkeiten haben, meine Ernährungsvorsätze einzuhalten. Ich werde mir entweder wie

der ärmste Mensch vorkommen, der nichts mehr Schönes im Leben hat, oder ich werde rebellieren und mir damit schaden.

Ein hilfreicher Gedanke kann so aussehen:
„Ich entscheide mich zu essen, was ich möchte und was mir guttut. Das kann ich jeden Tag aufs neue tun. Und wenn ich auf etwas verzichte, so weiß ich: Das Leben besteht nicht nur aus Essen. Ich kann mir auch andere Freuden gönnen. Selbst völlig ohne Süßigkeiten könnte ich leben, denn Millionen andere leben auch ohne Süßigkeiten."

„Ich will nicht spritzen, weil das weh tut. (und es sollte nicht weh tun!)"

Entspricht der Gedanke den Tatsachen?
Spritzen ist unangenehm, aber ich kann es ertragen. Je mehr ich mich daran gewöhne, umso mehr bin ich entspannt und umso weniger wird es weh tun.

Hilft der Gedanke, mich so zu fühlen und verhalten, wie ich es möchte?
Nein, wenn ich so denke, bekomme ich eine Abneigung gegen das Spritzen und verspanne mich, so daß es tatsächlich mehr weh tut, als es müßte.

Ein hilfreicher Gedanke kann so aussehen:
„Ich entscheide mich für das Spritzen, weil es die einfachste Methode ist, Insulin zuzuführen. Es ist unangenehm, doch ich werde es ertragen."

„Ich will keine Selbstkontrolle machen, weil ich nicht so viel Zeit habe. (Selbstkontrolle kostet zu viel Zeit!)"

Entspricht der Gedanke den Tatsachen?
Nein, ich teile meine Zeit selbst an. Wenn ich es als wichtig ansehe, kann ich auch die Selbstkontrolle machen. Sie dauert außerdem nur wenige Minuten.

Hilft der Gedanke, mich so zu fühlen und verhalten, wie ich es möchte?
Nein, wenn ich so denke, bin ich angespannt und wütend. Ich wehre mich gegen die Selbstkontrolle und führe sie nicht durch, obwohl sie wichtig für mich ist.

Hilfreicher ist folgender Gedanke:
„Ich entscheide mich für die Selbstkontrolle, weil sie wichtig für mich ist. Mit etwas Routine kostet sie mich nur wenige Minuten. Die will ich für meine Gesundheit investieren."

„Ich hasse meinen Diabetes, ich kriege ihn klein."

Entspricht der Gedanke den Tatsachen?
Nein, leider wird mein Diabetes durch mein Kämpfen nicht kleiner. Er bleibt wie er ist. Wieviel ich auch kämpfe: Es wird ihn nicht ändern.

Hilft der Gedanke, mich so zu fühlen und verhalten, wie ich es möchte?
Nein, wenn ich so denke, mache ich mir Wut und kämpfe gegen eine Situation an, die ich nicht ändern kann. Ich tue nicht, was notwendig ist, meine Gesundheit zu erhalten.

Hilfreich ist stattdessen folgender Gedanke:
„Ich mag meinen Diabetes nicht, bin aber bereit, ihn als meinen Begleiter anzunehmen. Ich werde alles dafür tun, mich mit ihm zu arrangieren, so daß er meinen Alltag nicht allzusehr einschränkt, ich ihn jedoch auch nicht vernachlässige."

„Der Arzt ist wohl verrückt, was er von mir verlangt! (Das darf er doch nicht von mir verlangen."

Entspricht der Gedanke den Tatsachen?
Der Arzt versteht etwas von Diabetes und will mir mit seinen Vorschlägen helfen, mit meinem Diabetes möglichst gut zu leben. Er macht die Vorschläge nicht, um mich zu schikanieren, sondern um meinetwegen. Es ist seine Pflicht, mich aufzuklären.

Hilft der Gedanke, mich so zu fühlen und verhalten, wie ich es möchte?
Nein, wenn ich so denke, werde ich wütend und werde die Vorschläge des Arztes nicht befolgen. Das ist nur zu meinem eigenen Schaden, denn der Körper des Arztes ist ja davon nicht betroffen.

Eine hilfreiche Gedankenalternative ist:
„Ich höre mir jetzt in aller Ruhe die Vorschläge des Arztes an. Dann überprüfe ich, was ich davon ausprobieren und umsetzen will. Der Arzt gibt nur das weiter, was sich bisher bei der Diabetesbehandlung als sinnvoll erwiesen hat. Es ist seine Pflicht, mich zu informieren."

5. Denken Sie bei allem Ärger daran: Die Welt funktioniert nach bestimmten Gesetzmäßigkeiten, unabhängig von unseren Wünschen. Bei Ihnen waren die Bedingungen erfüllt, an Diabetes zu erkranken – sei es, daß Sie eine ererbte Dispositon hatten oder an einer Virusinfektion erkrankt sind, sei es, daß Sie bei Ihrer Veranlagung zum Diabetes durch Ihr Verhalten unbeabsichtigt das Risiko erhöht haben (Typ II) oder daß es Ursachen waren, die bis jetzt noch nicht herausgefunden wurden. Sie können jetzt nur noch wählen, diese Tatsache zu akzeptieren oder sich gedanklich dagegen zu wehren – an Ihrem Diabetes werden Sie dadurch nichts mehr ändern können. Sagen Sie sich deshalb besser: „Ich mußte Diabetes bekommen, weil alle Bedingungen dafür erfüllt waren, ihn zu bekommen. Das ist Pech, aber nicht mehr zu ändern."

Meine Ausführungen mögen jetzt für Sie sehr hart oder gar zynisch klingen, aber sie orientieren sich an den Tatsachen. Was würde es Ihnen helfen, wenn ich Ihre Illusion unterstützen würde, daß Sie es hätten verhindern können? Sie würden nur Zeit verlieren, die Sie brauchen, um sich mit Ihrem Dibetes zu arrangieren.

Welche Auswirkungen hat es auf unser Verhalten, wenn wir mit negativen Gefühlen auf den Diabetes reagieren?

Unsere Gefühle, Körperreaktionen und unser Verhalten beeinflussen sich gegenseitig. Solange wir den Diabetes gefühlsmäßig noch nicht akzeptiert haben, wird sich das auch in unserem Verhalten widerspiegeln. Wir schaffen es nicht, alles Notwendige für den Diabetes zu tun, ohne uns dabei aufzuregen, und es fehlt uns an der Energie für die wichtigen Dinge im Leben: Arbeit, Genuß, Freundschaft und Liebe.

Wenn negative Gefühle noch sehr stark sind, wollen Diabetiker manchmal mit den Ärzten oder mit dem Diabetes „verhandeln". So weigern sich Diabetiker in dieser Phase, sich zu spritzen, und essen unkontrolliert Süßigkeiten. Sie akzeptieren zwar die Tatsache, daß sie Diabetes haben, aber sie erwarten für ihr Wohlbefinden unrealistische Gegenleistungen. Sie halten sich nur zum Teil an wichtige Regeln. Sie führen z. B. zwar BZ–Tests durch, weigern sich aber, die BZ–Werte für die Besprechung mit dem Arzt korrekt zu notieren. Oder sie lassen bei intensivierter Insulintherapie wichtige Blutzuckertests aus, z. B. vor dem Schlafengehen, weil sie denken, es muß auch ohne diesen Test gehen. Oder sie sind als Typ–II–Diabetiker nur dann bereit, ihre Ernährung umzustellen, wenn von vornherein auch Ausnahmen erlaubt werden.

Diabetes ist jedoch kein Spiel, bei dem man um Regeln feilschen kann. Diabetes macht Vorgaben, und je nachdem, wie gut oder schlecht man diese berücksichtigt, werden bestimmte Konsequenzen eintreten oder nicht. Es ist daher das Beste, wenn Sie sich gut informieren und wenn Sie sich dann bewußt entscheiden, wie Sie mit dem Diabetes leben wollen.

Weitere Anzeichen dafür, daß Sie Ihren Diabetes (noch) nicht akzeptieren

1. Wenn Sie Ihr ganzes Leben vollkommen auf den Diabetes ein-

stellen

Wenn wir unser ganzes Leben mit allen Problemen am Diabetes orientieren, uns von ihm beherrschen lassen, erleben wir den Diabetes als ständige Belastung. Diabetes hat mit einigen anderen Behinderungen oder chronischen Krankheiten (z. B. Bluthochdruck) die Besonderheit, daß sich mit hoher Wahrscheinlichkeit schwerwiegende Folgeerkrankungen entwickeln können, wenn wir unser Leben nicht so umgestalten, daß wir möglichst dauerhaft eine gute Stoffwechsellage erreichen. Das Risiko von Folgeerkrankungen ist allerdings auch bei guter Einstellung wahrscheinlich noch etwas größer als beim Nichtdiabetiker. Diese Tatsache verleugnen wir, wenn wir unser ganzes Leben nach dem Diabetes ausrichten. Wir hoffen dann nämlich vielleicht insgeheim, mit einer überkorrekten Lebensführung dem statistischen Risiko zu entkommen. Wir akzeptieren also nicht das Restrisiko, das wir als Diabetiker haben, unabhängig davon, wie wir leben. Wir kämpfen gegen den Diabetes, anstatt mit ihm zu leben. Manchmal verdeckt dies eine dahinterstehende Angst vor Krankheit und Tod. Insofern ist es wohl richtig zu sagen: Wer seinen Diabetes akzeptiert, akzeptiert auch, daß er irgendwann sterben wird.

Wenn wir uns zu viel mit dem Diabetes beschäftigen, nehmen wir uns die Lebensfreude, werden möglicherweise zum Sonderling, schränken soziale Beziehungen ein und bleiben in unserer Entwicklung stehen. Es unterscheidet uns dann nur wenig von demjenigen, der seinen Diabetes als Ausrede dafür benutzt, daß er bestimmte Veränderungen in Problembereichen, die auch ohne den Diabetes bestünden, nicht anpackt.

2. Wenn Sie sich in die Rolle des „Berufsdiabetikers“ begeben

Sie wollen anderen beweisen, was Sie als Diabetiker für ein besonderer Mensch sind. Sie hoffen, als Diabetiker bemitleidet, beachtet oder gar bewundert zu werden, und erreichen dies z. T. auch. Wenn Sie nur noch an den Diabetes denken, andere Aktivitäten meiden, kann dies zu einer Beeinträchtigung in Ihrem Leben führen. Sie können sich sozial isolieren, weil andere Menschen nicht ständig über Ihren Diabetes reden wollen.

Ein Problem ist auch die „Besonderheitsfalle". Vielleicht spielen Sie die Ähnlichkeiten mit anderen Diabetikern herunter, um zu zeigen, daß Sie ein besonderer Diabetiker sind, bei dem vieles ganz anders als bei anderen funktioniert. Ich habe schon mehrfach Diabetiker so über ihren Diabetes reden hören, als sei er etwas absolut Einzigartiges, das nur sie selbst richtig verstehen würden. Dies klingt manchmal so, als sei er ein kostbares Gut (und keine Bürde), wenn z. B. mit einem gewissen Stolz gesagt wird: „Meinen Diabetes hat noch kein Arzt richtig verstanden", oder „Mich kann keiner richtig einstellen". So wird vielleicht die schlechte Einstellung unversehens zu etwas Positivem und die Bemühungen, sie zu verbessern, werden eingestellt oder mit halber Kraft betrieben.

3. Wenn Sie sich überhaupt nicht um Ihren Diabetes kümmern

Manche Diabetiker sagen, sie seien so beschäftigt, daß sie sich nicht um ihren Diabetes kümmern können. Wenn man mit ihnen eine Weile spricht, wird oft deutlich, daß es nicht schlichter Zeitmangel ist, der einer Auseinandersetzung mit dem Diabetes im Wege steht. Meist gibt es Zeichen von Ärger auf den Diabetes oder von Angst vor den Konsequenzen, und der Zeitmangel erscheint auch als eine Verleugnung des Diabetes.

4. Wenn Sie andere Diabetiker kritisieren

Auch wer andere Diabetiker kritisiert, die sich um ihren Diabetes kümmern, hat manchmal Schwierigkeiten, den Diabetes mit seinen Risiken für sich selbst zu akzeptieren. Mit dieser Kritik machen wir uns etwas vor. Wir tun so, als sei unser eigenes Verhalten vernünftig, und zeigen anderen, daß wir von den Gefahren nichts wissen wollen. Wir denken oft insgeheim, wir müßten ganz viel für den Diabetes tun, beneiden die anderen, die sich um den Diabetes kümmern, aber wir dürfen uns dies nicht eingestehen und schieben es von uns weg.

5. Wenn Sie zwischen Perfektionismus und Resignation schwanken

Wenn Sie nach einer perfekten Einstellung Ihres BZ streben, dann kann das daran liegen, daß Sie Ihren Diabetes nicht akzeptieren. Sie haben die Illusion, eine perfekte Einstellung sei gleichbedeutend damit, „wieder in Ordnung zu sein". Sie denken sich quasi: „Wenn ich es schaffe, meinen BZ immer im Normalbereich zu halten, dann habe ich keinen Diabetes".

Selbst aber, wenn Ihnen das gelingen würde, dann würde das nichts daran ändern, daß Ihre Bauchspeicheldrüse das notwendige Insulin nicht mehr (in ausreichendem Maße) produziert und daß Sie Diabetes haben. Ebenso wie ein Alkoholiker, der trocken ist, sein ganzes Leben alkoholgefährdet bleiben wird, so bleiben Sie Ihr ganzes Leben ein Diabetiker, auch wenn Sie Ihren Diabetes noch so gut im Griff haben.

Ganz abgesehen davon, daß es unmöglich ist, über längere Zeit eine perfekte BZ-Einstellung zu haben, vermindern Sie dadurch ganz enorm Ihre Lebensqualität. Bei einer sehr guten Einstellung leben Sie ständig in der Angst, daß sich Ihr BZ wieder verschlechtern könnte, und wenn dieser schlecht ist, dann haben Sie Angst, ihn nicht wieder normal zu bekommen. Sehr wahrscheinlich sind Sie dann auch sehr deprimiert, weil Sie sich sagen: „Ich schaffe es doch nicht. Es hat alles keinen Sinn".

Die Resignation ist sozusagen die Kehrseite des Perfektionismus: Entweder Sie sind in Ihren Augen perfekt oder ein Versager. Die Wahrheit liegt, wie so oft, in der Mitte: Sie sind ein Mensch mit Stärken und Schwächen. Sie machen manches gut und manches schlecht. Das ist alles, was Sie über sich sagen können.

In einer solchen Phase der Resignation kümmern Sie sich wenig um Ihren Diabetes, da Sie sich einreden, daß diese Kontrolliererei sowieso keinen Sinn hat: „Wenn ich heute mittag einen Blutzucker von 250 hatte, dann ist für heute/für diese Woche sowieso alles egal". Die Folge einer solchen Schlußfolgerung ist, daß Sie dann weniger auf Ihre Ernährung achten und sich weniger um eine gute Einstellung bemühen. Nach einem Tag oder auch mehreren wird Ihnen bewußt, wie dumm Sie sich benommen haben. Sie machen sich Vorwürfe über Vorwürfe, bekommen wieder Angst und versuchen aufs neue, eine perfekte Einstellung zu erreichen. Bis Sie eines Tages wieder in ein tiefes Loch fallen, weil Sie es nicht geschafft haben.

Niemand ist fehlerlos, und manchmal hat man einfach keine Lust, sich an Regeln zu halten. Das ist völlig in Ordnung. Statt nach etwas zu streben, was Sie nicht erreichen können, ist es besser, Sie sagen sich:

„Wenn ich einen Fehler beim Diabetes mache, ist das keine Katastrophe. Alle Menschen machen Fehler. Ich kann aus meinen Fehlern lernen und mich bemühen, diese zu vermeiden. Dies gelingt mir am besten, wenn ich ruhig bleibe und darüber nachdenke, was ich falsch gemacht habe und wie ich es besser machen könnte. Wie sehr ich mich auch anstrenge, es wird mir nicht gelingen, immer eine perfekte Einstellung zu erreichen. Das kann ich nicht, das kann kein Diabetiker. Ich akzeptiere, daß ich ein fehlerhafter Mensch bin, der alles macht, so gut er kann."

Vielleicht möchten Sie an dieser Stelle einmal prüfen, welche Rolle Sie im Augenblick dem Diabetes in Ihrem Leben zugewiesen haben: Bei wie vielen Entscheidungen spielt Ihr Diabetes eine Rolle? Haben Sie noch das Gefühl, frei entscheiden zu können? Nehmen Sie sich genug Zeit für den Diabetes?

Mit dem Diabetes zu leben bedeutet, ihn bei Entscheidungen zu berücksichtigen, einen eigenen Mittelweg zu finden zwischen der Nichtbeachtung des Diabetes und der Ausfüllung des ganzen Lebens mit dem Diabetes. Diabetes ist eine ständige Anforderung. Seinen Diabetes zu bewältigen heißt auch, einfache Routinen zu entwickeln, die es erlauben, wieder zur Tagesordnung überzugehen.

Wenn Sie Ihr Leben mit dem Diabetes neu gestalten, finden Sie zu Ihrem inneren Gleichgewicht zurück. Dieses Gleichgewicht ist möglich, weil wir unseren seelischen Zustand über unsere Gedanken beeinflussen und steuern können. Sie können durch eine Veränderung Ihrer Gedanken und Bewertungen über den Diabetes und die damit verknüpften notwendigen Verhaltensweisen Ihre Gefühle verändern. Durch eine realistische Bewertung Ihrer Situation können Sie erreichen, daß Sie sich den überwiegenden Teil der Zeit ruhig und entspannt fühlen.

Wenn Sie mir bisher gefolgt sind und die empfohlenen Übungen gemacht haben, dann haben Sie schon ein Stück Arbeit geleistet. Sie haben daran gearbeitet, Wut und Hadern, Angst, Selbstzweifel, Neid und Mißgunst abzubauen. Sie werden immer wieder mal diese negativen Gefühle verspüren. Sie werden jedoch nicht mehr so intensiv sein und nicht mehr so lange andauern. Wenn Sie diese verspüren, werden Sie wissen, wie Sie damit umgehen und sie abbauen können.

III. Neuorientierung

Bevor wir uns damit beschäftigen, wie es aussieht, den Diabetes und sich selbst mit dem Diabetes zu akzeptieren, möchte ich zunächst einmal auf das Wort „akzeptieren“ eingehen und auf einige mögliche Mißverständnisse hinweisen.

Was ich unter akzeptieren *nicht* verstehe, ist:

- daß Sie es gut finden und sich darüber freuen, Diabetes zu haben.
- daß Sie Ihre Einschränkungen nicht mehr sehen.
- daß Sie nie mehr traurig, neidisch oder enttäuscht sind, Diabetes zu haben.
- daß Sie sich nie mehr wünschen, keinen Diabetes zu haben.

Was ich unter akzeptieren verstehe, ist,

- daß Sie den überwiegenden Teil der Zeit sagen können: „Ich bin bereit, zu akzeptieren, daß ich Diabetes habe. Er gehört zu mir".
- daß Sie nur ab und zu mal neidisch, wütend, traurig oder ängstlich sind, Diabetes zu haben.
- daß Sie anerkennen, daß Diabetes und Gerechtigkeit zwei paar Schuhe sind.
- daß Sie den überwiegenden Teil der Zeit etwas dafür tun, Folgeerkrankungen zu vermeiden.
- daß Sie sich ab und zu mal erlauben können, aus Ihrer Diabetes-Routine herauszuschlüpfen.
- daß Sie für sich und Ihren Diabetes die Verantwortung übernehmen.

Ich höre immer wieder den Satz: „Ich werde nie akzeptieren können, daß ich Diabetes habe". Vielleicht haben Sie diesen Einwand oder den Satz: „Das wäre zu schön, um wahr zu sein. Ich schaffe es aber nicht, den Diabetes zu akzeptieren" auch jetzt gerade wieder innerlich zu sich gesagt. Nun, lassen Sie uns einmal anschauen, was solche Sätze bedeuten und welche Auswirkungen sie haben können.

Gedanken bestimmen, wie wir uns fühlen. Diesen Zusammenhang kennen Sie inzwischen. Wenn wir uns immer wieder vorsagen, daß wir den Diabetes nie akzeptieren können, dann haben wir auch das Gefühl, daß es so ist. Wir werden uns so verhalten, daß wir recht behalten. Unser Satz scheint in unseren Augen richtig zu sein, da wir „fühlen", daß er richtig ist. Der Sachverhalt sieht jedoch vollkommen anders aus. Was auch immer wir uns einreden, ob es richtig oder falsch ist, unser Körper wird uns mit der Zeit eine gefühlsmäßige Zustimmung geben. Sagen wir uns eine Zeitlang: „Ich bin bereit zu akzeptieren, daß ich Diabetes habe", so werden wir nach einiger Zeit auch eine Bestätigung durch unseren Körper erhalten. Wir müssen also zuerst bewußt und gezielt unsere Gedanken und unser Verhalten verändern, dann werden unsere Gefühle automatisch mit einer gewissen

Zeitverzögerung folgen.

Sie haben also die Wahl. Sie können wählen,
- ob Sie sich immer wieder einreden wollen, den Diabetes nie akzeptieren zu können, dann werden Sie recht behalten, denn Ihr Körper wird Ihnen das Gefühl geben, daß es stimmt, oder
- ob Sie sich sagen wollen, daß Sie bereit sind, den Diabetes zu akzeptieren, dann werden Sie mit der Zeit auch die Zustimmung und Akzeptanz spüren.

Wollen Sie etwas ändern oder recht behalten?

Schauen wir uns an, welche Konsequenzen Ihre Entscheidung für die eine oder andere Alternative hat:

Wenn Sie sich innerlich sagen, daß Sie den Diabetes nie akzeptieren werden, gehen Sie das Risiko ein,
- ihn als Feind anzusehen,
- immer in Spannung zu sein,
- Ihren Körper zu hassen,
- sich abzulehnen und an sich zu zweifeln,
- zu rebellieren und nur wenig zu tun, um Folgeerkrankungen zu vermeiden,
- bestimmte Verhaltensweisen beizubehalten, die sich mit dem Diabetes nicht vertragen, weil Sie sie einfach nicht ändern wollen,
- depressiv zu werden,
- sich von anderen schnell angegriffen zu fühlen,
- neidisch auf „Gesunde" zu sein.

Wenn Sie sich dafür entscheiden, den Diabetes als Teil von sich zu akzeptieren, entscheiden Sie sich dafür,
- auch etwas für Ihren Körper und Ihre Gesundheit zu tun,
- sich um andere Aktivitäten in Ihrem Leben zu kümmern,
- Ihren Körper zu mögen,
- sich den überwiegenden Teil der Zeit ausgeglichen zu fühlen,
- zu denken: „Das Leben geht weiter. Ich werde es zum Teil anders gestalten müssen, zum Teil kann ich meinen alten Plänen

nachgehen."

- Grenzen zu akzeptieren und anderen nicht beweisen zu müssen, daß Sie trotz Diabetes alles tun können,
- die Risiken der Folgeerkrankungen realistisch einzuschätzen, ohne von Angst überwältigt zu sein,
- die für Diabetes notwendigen Tätigkeiten zu vereinfachen und in der Wirkung zu verbessern,
- sich über neue Erkenntnisse bzgl. Diabetes zu informieren,
- selbstbewußt zu sein.

Mit der Einstellung „Ich kann den Diabetes nicht akzeptieren" stellen sich einige Menschen Fallen, in die sie dann selbst hineinlaufen. Einige Diabetiker meinen damit z. B. so etwas wie: „Wie kann ich mich mit einer Behinderung überhaupt akzeptieren? Ich bin mit dem Diabetes behindert, krank, kaputt, und das kann ich doch nicht akzeptieren!" Wenn man so denkt, macht man sich selbst depressiv und appelliert auf diese Weise an seine Umwelt, Mitleid und Hilfe zu spenden. Wer glaubt, man müsse völlig gesund sein, um sich akzeptieren zu können, ist auf dem Holzweg. Wer bliebe da noch übrig, der sich akzeptieren könnte?

Der Satz „Ich kann den Diabetes nicht akzeptieren" kann auch zu einer sich selbst erfüllenden Prophezeiung werden, zu einem Programm, über dessen Richtigkeit Sie mit Ihrem eigenen Handeln und Erleben entscheiden, und zwar so: „Was auch immer ich für den Diabetes tue (getan habe, tun werde) – ich will nie aufhören, dies als eine große Einschränkung anzusehen und mich darüber zu ärgern".

Solange Sie so denken, werden Sie Ihren Diabetes als große Einschränkung erleben und sich über ihn ärgern. Sie können sich mit einer solchen Einstellung nicht an Ihren Diabetes gewöhnen, denn sonst müßten Sie diese Einstellung ändern. Es ist, als ob Sie vor anderen demonstrieren müssen: „Der Diabetes ist eine so schlimme Sache, daß ich nicht gelassen sein darf, sonst glaubt es mir keiner".

„Wenn ich den Diabetes akzeptiere, heißt das dann nicht auch,

daß ich ihn gutheiße?"

Auch das ist eine selbstgebaute Falle. Wenn Sie Ihren Ärger und Haß auf den Diabetes aufgeben, heißt das nicht gleichzeitig, daß Sie es gutheißen, Diabetes zu haben. Es heißt lediglich, daß Sie ihn als gegeben annehmen. Er ist da und Sie arrangieren sich mit ihm.

„Wenn ich mich mit dem Diabetes beschäftige, heißt das dann, daß ich ihn akzeptiere?"

Auch wenn Sie sich mit Ihrem Diabetes beschäftigen, muß das noch nicht heißen, daß Sie ihn akzeptieren. Viele Diabetiker, besonders die, die sich sehr ausgiebig über lange Zeit mit ihrem Diabetes beschäftigen, sind noch auf der Suche nach der rettenden Medizin. Sie verleugnen in Wirklichkeit den Diabetes, solange sie mit dem erreichten Wissensstand, der noch nicht die Heilung gebracht hat, immer weiter nach Heilung oder perfekter Kontrolle suchen und keine Zufriedenheit erreichen.

Das Akzeptieren ist nichts, was Sie erzwingen können. Das Gefühl, es ist in Ordnung, ich nehme es an, Diabetes zu haben, kommt von ganz alleine, wenn Sie immer wieder denken: „Ich habe nun mal Diabetes. Er ist da und begleitet mich mein Leben lang".

Sie können bewußt und aktiv Ihre Gedanken verändern, und Sie können dabei nicht fehlgehen. Ich kann Ihnen versichern, daß dann Ihr Gefühl mit der Zeit folgen wird. Was auch immer wir denken: Wenn wir es lange genug denken, ruft es die dazu passenden Reaktionen in den Gefühlen hervor.

Weil es so wichtig ist, aber gleichzeitig so viele Einwände in Ihnen auslöst, möchte ich es nochmals wiederholen:

Diabetes akzeptieren heißt: Sie akzeptieren Ihren Diabetes als lästiges Übel mit all seinen Einschränkungen. Sie erleben nur noch selten Gefühle wie Ärger, Trauer oder Angst. Sie sind bereit, mit dem Diabetes zu leben und das medizinisch Notwendige zu tun. Sie kümmern sich selbstverantwortlich um Ihren Diabetes, indem Sie regelmäßig die Selbstkontrolle durchführen, und haben ein neues Lebenskonzept entwickelt, in dem Ihr Diabetes einen festen Platz einnimmt.

Diabetes kann zu einem Begleiter in Ihrem Leben werden, der von Ihnen eine gewisse Aufmerksamkeit verlangt, und der Sie wie ein Schatten begleitet. Wenn Sie Ihre Behinderung akzeptieren, verschwindet diese nicht. Das Akzeptieren ist jedoch eine Voraussetzung dafür, daß Sie verantwortungsvoll mit Ihrer Behinderung umgehen können. Wenn Sie Ihre Augen vor dem Diabetes verschließen, ändert dies nichts an der Tatsache, daß Sie Diabetes haben. Die Vogel–Strauß–Methode macht es Ihnen nur unmöglich, sich mit Ihrer Behinderung auseinanderzusetzen.

Was Sie tun können, um Ihren Diabetes zu akzeptieren

1. Ersetzen Sie Ihre negativen Gedanken „Das darf nicht sein. Ich will keinen Diabetes haben. Das kann ich nie akzeptieren" immer wieder durch hilfreiche Gedanken wie: „Ich bin bereit, zu akzeptieren, daß ich Diabetes habe. Es ist bedauerlich, aber ich kann damit leben. Ich werde das Beste daraus machen, indem ich alles tue, was notwendig ist, um meinen Körper gesund zu erhalten. Ich bin bereit anzunehmen, was auf mich zukommt. Ich kann nicht mit hundertprozentiger Sicherheit ausschließen, daß ich keine Folgeerkrankungen bekomme, aber ich werde tun, was mir möglich ist, sie zu verhindern. Sollte ich an einer Folgeerkrankung erkranken, werde ich eine Lösung finden, damit umzugehen".

Ich sage meinen Patienten immer wieder, daß sie hunderte solcher „Diskussionsrunden" zwischen alter und neuer Stimme benötigen, bis schließlich die neue Stimme Oberhand gewinnt. Ich kann Ihnen nicht sagen, wie lange Sie brauchen werden, aber wenn Sie die neue Stimme immer wieder wiederholen, wird sie eines Tages diejenige sein, die Ihre Gedankenwelt und Ihre Gefühle bestimmt.

2. Da wir Dinge häufig verzerrt wahrnehmen, indem wir einiges übersehen und anderes in seiner Bedeutung überschätzen, ist es jetzt ganz sinnvoll, nochmals die Bedeutung des Diabetes in Ihrem Leben objektiv einzuschätzen. Ziehen Sie Bilanz, was sich in Ihrem Leben durch den Diabetes verändert hat:

   a) Erstellen Sie jetzt eine Liste von all den Dingen, die Sie in Ihrem Leben weiterhin ohne Einschränkungen durch den Diabetes tun können.
   b) Erstellen Sie eine Liste von den Dingen, die Sie weiterhin tun können, wenngleich Sie Vorbereitungen treffen oder den Ablauf verändern müssen.
   c) Erstellen Sie eine Liste von den Dingen, die Sie infolge des Diabetes nicht mehr machen können.

Haben Sie die Liste erstellt? Sie konnten daran gleichzeitig beobachten, wieviel Ärger oder Traurigkeit noch bei Ihnen im Innern vorhanden ist, als Sie Punkt c aufschrieben. Sieht die Bilanz so schlimm aus, wie Sie dachten? Wir Menschen neigen dazu, Dinge, gegen die wir uns wehren, riesig groß zu sehen, und dabei alles andere zu übersehen. Beispielsweise wird eine Frau, die gerade erfahren hat, daß sie nie mehr Kinder bekommen kann, nur noch schwangere Frauen sehen. Sie wird zunächst nur noch sehen, daß sie keine Kinder bekommen kann, und nicht, was sie sonst im Leben noch an Möglichkeiten hat. Lesen Sie die Liste öfter durch, so daß Ihnen auch immer wieder das vor Augen steht, was Sie im Leben noch alles haben können.

3. Wann immer Sie sich innerlich Widerstand erzeugen, bestimmte Tätigkeiten bezüglich des Diabetes auszuführen wie etwa die Eintragung ins Diabetestagebuch, und sich sagen: „Ich will es nicht. Warum muß ich immer ...“ , sagen Sie sich: „Ich muß nicht, ich kann mich dafür entscheiden, weil es besser für mich ist“.

4. Lesen Sie folgenden Text für die nächsten vier Wochen täglich durch. Spulen Sie ihn nicht einfach herunter, sondern lesen Sie ihn ganz bewußt und Wort für Wort, auch wenn Sie glauben, ihn schon auswendig zu können.

„Mein Diabetes ist eine Behinderung, die ich nicht mehr loswerde. Jeder Mensch hat seine Grenzen und für mich setzt der Diabetes Grenzen. Dazu stehe ich. Das ist oft lästig oder unangenehm, aber keine Katastrophe. Wenn ich noch möglichst lange gesund bleiben und mich nicht dauernd unglücklich machen will, ist es besser, ich entscheide mich für ein Leben mit Diabetes.

Ich werde aus meinem Diabetes das Beste machen, was in meinen Kräften steht. Ich werde alles berücksichtigen, was ich über Diabetes weiß, und mein Wissen erweitern. Ich werde möglichst flexibel mit meinem Diabetes umgehen. Ich möchte meinen Diabetes selbst im Griff haben, um von anderen möglichst wenig abhängig zu sein. Wenn ich große Probleme habe, werde ich mir bei anderen Rat holen.

Durch meinen Diabetes bin ich in manchen Bereichen meines Lebens etwas behindert und eingeschränkt. Trotz Diabetes bin ich ein vollwertiger Mensch, der sein Leben genießen und leistungsfähig sein kann, auch wenn mir mein Diabetes manchmal etwas lästig ist und auf die Nerven geht. Wenn andere mich schief ansehen, dann kann ich das ertragen, auch wenn es mir unangenehm ist. Ich kann nicht erwarten, daß alle Menschen Verständnis für mich und meine Lage aufbringen. Wenn ich ihnen zeige, daß ich mit meinem Diabetes ein fast normales Leben führen kann, dann trage ich am besten dazu bei, ihre Vorurteile zu entkräften.

Wenn ich sehr oft gegen wichtige Diabetesregeln verstoße, will ich Wege finden, solche Fehler in Zukunft zu verringern. Wenn ich mit meinem Diabetes ab und zu nicht klarkomme, brauche ich mich darüber nicht zu beunruhigen. Solche Phasen sind normal und vergehen wieder.

Ich weiß, daß ich mich jederzeit gegen den Diabetes entscheiden kann, wenn mir etwas anderes wichtiger ist. Das werde ich auch tun und dazu stehe ich. Ich werde meinen Diabetes in meinem Leben, so gut ich kann, berücksichtigen, aber ich entscheide selbst, wieviel Raum ich ihm geben will."

Kann man Diabetes auch positiv sehen?

Ich kenne einige Diabetiker, die sagen: „Mit meinem Diabetes bin ich doch noch ganz gut weggekommen. Stell' Dir vor, ich hätte ..., das wäre doch viel schlimmer".

Wer das ehrlich meint, hat einen wichtigen Schritt getan, seinem Diabetes den Schrecken zu nehmen. Objektiv gesehen gibt es ja sehr viel schlimmere Behinderungen. Wer so denkt, ist zwar nicht glücklich über seinen Diabetes, aber er erträgt ihn leichter. Um solche positiven Bewertungen soll es hier jedoch nicht gehen. Die folgenden Überlegungen gelten den Diabetikern, die versuchen, ihrem Diabetes regelrecht eine positive Bedeutung zu geben.

Während manche ihren Diabetes nicht wahrhaben wollen, wollen andere ihren Diabetes nur positiv sehen. Den Diabetes nur positiv zu sehen, bedeutet, Tatsachen, die mit dem Diabetes verknüpft sind, nicht sehen zu wollen. Wir verbieten uns quasi, etwas Negatives am Diabetes zu sehen. Kommen uns dann doch negative Gedanken über den Diabetes, so sind wir stark irritiert, weil wir merken, daß unsere Bewältigungsstrategie nicht so gut funktioniert, wie wir dachten. Möglicherweise schließen wir dann sogar fälschlicherweise daraus, wir könnten den Diabetes nie bewältigen. Das wäre eine selbstgebaute Gedankenfalle.

Auf der Suche nach einer Erklärung, warum es gerade sie getroffen hat, versuchen manche das Problem so zu lösen, daß sie ihrem Diabetes eine besondere Ursache zuschreiben. Die erbliche Belastung und Virusinfektionen reichen ihnen als Ursachen für ihren Diabetes nicht aus, auch wenn es bisher die einzigen allgemein erwiesenen Ursachen sind. Es ist, als wenn sie sich sagen: „Wenn mir so etwas passiert, dann muß es schon besondere Gründe haben, sonst dürfte es nicht sein". Und da es mühselig oder sogar unmöglich ist, die biochemischen oder organischen Entstehungsgründe im Einzelfall zu rekonstruieren, suchen sie unermüdlich nach einer psychologischen Bedeutung des Diabetes für ihr Leben. So sagen sie sich beispielsweise:

- Daß ich Diabetes bekommen habe, liegt daran, daß ich mehr Zuwendung von meiner Mutter wollte, und mein Diabetes hat mir dies ermöglicht.

- Diabetes hat viel mit Essen zu tun. Ohne Liebe fängt man an zu fressen. Daß ich an Diabetes erkrankte, sollte meinen Eltern zeigen, wie wenig Liebe sie mir gaben.

- Mein Körper hat mit Diabetes reagiert, damit ich mein ungesundes Schlemmerleben beende.

Für manche mögen solche Erklärungen hilfreich sein, aber sie sind auch riskant, da sie eine realistische Wahrnehmung behindern können. Ich möchte hierzu diese Aussagen mit einem anderen Beispiel vergleichen:

Jemand erzählte mir einmal: „Daß der Mauerstein genau neben mir herunterfiel, sollte mir zeigen, daß ... "(hier sind verschiedene Dinge einsetzbar, z. B. daß Gott mich liebt, usw.) Es reichte ihm nicht festzustellen, daß er Glück gehabt hatte, oder daß er im entscheidenden Moment an einer ungefährlichen Stelle stand. Er suchte eine „tiefere" Bedeutung. Aber wer sollte ihm mit dem Mauerstein etwas zeigen wollen? Dies führt zwangsläufig in das Gebiet des Glaubens, das ich hier weder beschreiten will noch kann. Mir reicht es, wenn beobachtbare Tatsachen und logisches Denken ausreichen, um die Gründe für ein Ereignis zu finden. Dazu gehört auch zu wissen, daß für ein einzelnes Ereignis normalerweise nicht alle Ursachen auffindbar sind, solange man auch sucht, sondern oft nur Angaben möglich sind, wie wahrscheinlich ein Umstand zu dem Ereignis beigetragen hat (z.

B. die Virusinfektion zum Diabetes). Vieles im Leben ist tatsächlich unsicher und unvorhersehbar, aber man kann lernen, mit dieser Realität zu leben.

Was kann mit Aussagen, der Diabetes habe diese oder jene Funktion für einen Diabetiker, gemeint sein? Ich möchte drei Varianten unterscheiden: die Überzeugung, daß der Diabetes tatsächlich durch psychische Faktoren (mit)–bedingt wurde; die Überzeugung, daß der Diabetes im Leben des Diabetikers festgelegte Aufgaben hat; schließlich das Bedürfnis, dem Diabetes je nach den Lebensumständen selbst eine Bedeutung zu geben.

1. *„Ich habe Diabetes bekommen, um bestimmte Lebensziele besser erreichen zu können."*

Eine solche Erklärung ist sehr fraglich:
1. Der Betroffene weiß zur Zeit der Erkrankung noch gar nicht, welche psychischen Konsequenzen sein Diabetes haben wird, und welche Lebensziele er damit besser erreichen sollte.
2. Welches Steuerungszentrum in unserem Körper sollte die Inselzellen ausschalten?

Allenfalls wäre zu erwägen, ob es sein könnte, daß jemand, für den der Diabetes einen psychischen Gewinn bringt, der Erkrankung weniger Widerstand entgegensetzt, so daß sie den Körper eher befallen kann. Aber hier gelten dieselben Einwände. Einmal ahnt der Mensch normalerweise nicht, was mit dem Diabetes auf ihn zukommt. Zweitens ist bisher nicht belegt, daß Diabetes bei bestimmten psychischen Bedingungen, z. B. mangelhafter Geborgenheit, eher auftritt. Diabetes ist so offensichtlich ein Prozeß, der nach körperlichen Spielregeln verläuft, daß für psychologische Ursachen nur wenig Raum verbleibt. Es ist nach dem heutigen Erkenntnisstand unverantwortlich, wenn Diabetiker auf psychische Ursachen ihrer Erkrankung orientiert werden, ohne daß dies wissenschaftlich belegt ist.

2. *„Der Diabetes will mir etwas sagen."*

Auch diese Erklärung macht wenig Sinn. Was kann mir eine Krankheit sagen? Natürlich nichts. Allenfalls kann *ich* sagen, welche Bedeutung ich der Krankheit gebe, z. B. „Ich will jetzt mit meinen Kräften besser haushalten, weil mir mein Diabetes gesagt hat, daß es so nicht weitergeht", oder aber „Ich werde jetzt aktiv, weil mir mein Diabetes sagt: Zeig, was du kannst, auch wenn du behindert bist". Aber das sage *ich* mir, nicht mein Diabetes.

3. *„Ich betrachte meinen Diabetes als einen Anstoß, mehr auf meine Gesundheit zu achten."*

Man kann allen Dingen, so auch dem Diabetes, selbst eine Bedeutung für das Leben geben. So können wir den Diabetes z. B. als eine Hilfe benutzen, bestimmte Dinge zu tun, die wir ohnehin gern tun würden, aber die wir nur mit Anstrengung durchhalten. Dem Diabetes auf diese Weise eine Bedeutung zu geben, ist im Rahmen der Lebensentwicklung ein normaler Vorgang. Der wesentliche Unterschied zu den ersten beiden Sichtweisen liegt darin, daß wir uns hier dessen bewußt bleiben, daß wir dem Diabetes *selbst* einen Sinn geben, und daß wir diesen Sinn jederzeit verändern können. Es ist dann auch völlig klar, daß Menschen dem Diabetes aufgrund ihres Lebenshintergrunds eine unterschiedliche Bedeutung geben.

Also: Wer seinem Diabetes eine Bedeutung für sein Leben hier und jetzt geben kann, kann sich damit vielleicht helfen. Aber wer rastlos nach der wahren psychologischen Bedeutung seines Diabetes sucht, weil er nicht ertragen könnte, daß sein Diabetes keine Bedeutung hat, sagt etwas Ähnliches wie: Es hätte mir (sonst) nicht passieren dürfen.

Ersparen Sie sich die Suche nach „wirklichen" psychologischen Ursachen Ihres Diabetes. Nicht alles, was uns widerfährt, kann genau erklärt werden und hat eine psychologische Bedeutung. Sagen Sie sich besser: „Ich habe Diabetes bekommen, weil ich dummerweise zu den 5% Menschen gehöre, die Diabetes bekommen; und ich bin nicht so etwas Besonderes, daß mich so etwas keinesfalls treffen könnte". Prüfen Sie, ob Sie Ihren Diabetes vielleicht für etwas benutzen, was Sie gar nicht brauchen oder auch ohne Einsatz Ihres Diabetes vielleicht viel besser bekommen können. Und wenn Sie Ihrem Diabetes eine Bedeutung geben: Machen Sie es so, daß es Ihnen hilft, die Ziele zu erreichen, die Sie auch sonst im Rahmen eines gesunden und erfüllten Lebens erreichen wollen. Warum z. B. nicht mit dem Rauchen aufhören, weil es Ihnen Ihr Diabetes „sagt"?

Tatsächlich kann sich der Diabetes auch positiv auswirken. Die Teilnehmer einer Diabetes-Gruppe haben einmal fol gende Liste erstellt. Trifft davon vielleicht auch etwas auf Sie zu?

Positive Bewertungen des Diabetes

- Ich kann mich hinter meinem Diabetes verstecken, ihn als Ausrede benutzen, etwas nicht zu können oder mich zurückzuziehen.
- Ich kann als Diabetiker meine Bedürfnisse besser ausdrücken und durchsetzen.
- Seitdem ich Diabetiker bin, bin ich körperbewußter geworden. Ich achte viel mehr darauf, was meinem Körper guttut und was nicht, nicht nur beim Essen.
- Durch die Veränderungen, die mein Diabetes von mir verlangte, habe ich erst wieder bemerkt, was ich alles noch verändern kann.
- Seitdem ich meinen Diabetes selbst kontrolliere, kann ich mich auch in anderen Bereichen besser kontrollieren.
- Ich kann Behinderte besser verstehen, seitdem ich durch meinen Diabetes selbst behindert bin.
- Durch meine bewußtere Planung des Tagesablaufs nutze ich meine Zeit bewußter, habe ich mehr Zeit zur Verfügung.

- Mein Diabetes hat mich gelehrt, regelmäßiger zu leben, und das ist gut für mich.

- Mein Diabetes hat mich gelehrt, mich gesünder zu ernähren, was ich vorher gar nicht getan habe. Seitdem fühle ich mich wohler.

- Seitdem ich Diabetiker bin, ist mir klar, daß mit dem Älterwerden immer mehr Körperorgane in ihrer Funktion nachlassen. Ich erlebe sehr viel bewußter, was ich alles noch kann.

- Seitdem ich Diabetiker bin, ist mir auch gefühlsmäßig klargeworden, daß ich nicht unsterblich bin. Es sind mir jetzt ganz andere Dinge wichtig, und das ist ein Gewinn für mich.

Der Diabetes – ein guter Freund?

Je besser Sie Ihren Diabetes annehmen, umso mehr verändert sich die Bedeutung, die er in Ihrem Leben einnimmt. Ist er am Anfang oft noch ein Feind, gegen den man ankämpft, den man verleugnet und fürchtet, so wird er auf dem Weg zur Bewältigung mehr und mehr zu einem Partner und Weggefährten im Leben. Ja, der Diabetes kann sogar zu einem Lehrer werden, der einem helfen kann, mit anderen Lebensproblemen besser umzugehen. Der Diabetes kann der Anstoß dafür sein, bestimmte Lebensprobleme, die mit dem Diabetes nichts zu tun haben, mit anderen Augen zu sehen. Ich habe z. B. den Eindruck, daß mir der Diabetes helfen wird, Krankheit und Tod für mein Leben besser zu akzeptieren, als es mir bisher möglich ist.

Daß der Diabetes zum besten Freund wird, erscheint mir allerdings kein realistisches Ziel. Ich habe noch keinen Diabetiker kennengelernt, der so weit in seiner Bewertung ginge. Eher ist Diabetes unser Untermieter mit Dauerwohn- und Mitbestimmungsrecht. Solch eine Beziehung hat Höhen und Tiefen. Da muß man sich nach einem Krach ab und zu zusammenraufen und die Frage diskutieren: Wie schaffen wir beide am besten die nächsten Jahre? Und wenn man es gut geregelt hat, muß man sich nicht ständig mit dieser Beziehung beschäftigen. Dann kann man sich dem Leben draußen widmen.

Kapitel 10
Wenn Sie Probleme mit dem Essen haben

Eßprobleme sind kein diabetisches Leiden. Essen hat für viele Menschen eine mehr oder weniger große seelische und symbolische Bedeutung. Viele Menschen erleben das Essen, vor allem das ungezügelte Essen bestimmter Speisen (z.B. Süßigkeiten) als lustvolles Sich–Gehen–Lassen, das mit Selbstkontrolle und Disziplin gebremst werden muß.

Menschen ohne Eßprobleme sind in der Regel daran erkennbar, daß sie essen, wenn sie Hunger verspüren, sich gedanklich sonst wenig mit Essen beschäftigen und dadurch ihr Gewicht im Normalbereich bleibt. Wer sein Gewicht dadurch hält, daß er sich und die Kalorienmenge ständig kontrolliert, ist aufgrund neuer Erkenntnisse immer in der Gefahr, übergewichtig zu bleiben. Bei „suchtfreiem" Eßverhalten ist Essen eine schöne Sache, die genossen wird, die aber wenig bis gar nicht bewußt kontrolliert wird.

Woran erkannte man früher Diabetiker in einer Gruppe? Richtig: Viele von ihnen aßen dauernd und redeten ständig vom Essen. Viele Diabetiker sind geradezu aufs Essen fixiert. Woran liegt das? Einmal lebt der Diabetiker in einer Umwelt, in der gern und viel gegessen wird. Hinzukommt für ihn die Notwendigkeit der ständigen Essenskontrolle, die ihn für süchtiges Eßverhalten empfänglich macht, besonders, wenn dies schon vor der Erkrankung ein Problembereich war. Schließlich provoziert das Essen nach Plan viele Formen der Rebellion, die oft dazu führen, mehr zu essen.

Ich möchte hier vor allem zwei Probleme herausgreifen: Das Zwischendurch–Naschen und Eßanfälle.

Ich bin wahrscheinlich nicht der einzige Diabetiker, der nach einer Phase der übertrieben korrekten Diät langsam zu einem Fachmann für Süßigkeiten geworden ist. Vor meinem Diabetes bedeuteten mir Süßigkeiten ziemlich wenig. Ich habe den Eindruck, daß bei mir folgendes abgelaufen ist: Durch meinen Diabetes habe ich den Genuß von Süßigkeiten drastisch eingeschränkt. Nach und nach habe ich dann zum Kaffee öfter Süßigkeiten gegessen. Sogar Kuchenbacken habe ich dabei gelernt. (Wer hat schon einen so regen Rezeptaustausch wie Diabetiker?) So bin ich durch die Notwendigkeit, essen zu müssen, und durch den Wunsch, dies nicht zu eintönig zu gestalten, den Süßigkeiten wieder nähergerückt. Als bekannt wurde, daß man bei einer ICT auch normale Süßigkeiten essen kann, ohne seinen BZ durcheinanderzubringen, habe ich das nach und nach ausprobiert. Es klappte hervorragend, so daß ich nun wieder nach Appetit essen kann. Meine Frau meint zwar, ich sei immer noch etwas unnormal mit meinen Gelüsten, im Urlaub jeden Kuchen auszuprobieren, aber was ist schon normal?

Mein Weg ist vielleicht nicht typisch. Ich kenne viele Diabetiker, die sich von einem hohen Süßigkeitskonsum (vor dem Diabetes) bald auf Diabetikersüßigkeiten stürzen und diese dann etwas reichlicher verzehren, weil sie denken, sie müßten sich doch wenigstens etwas gönnen, wenn sie schon auf so viel verzichten müssen.

Wenn Sie das Gefühl haben, auf etwas „Schönes“ verzichten zu müssen, und das ungerecht finden, dann werden Sie häufiger etwas essen, ohne es zu brauchen. Sie rechtfertigen Ihr Verhalten dann, indem Sie sich sagen:

„Was habe ich denn vom Leben? Wieso soll ich auf etwas verzichten, was alle gern essen? Was habe ich denn verbrochen? Das kann mir doch niemand übelnehmen, daß ich manchmal einen Heißhunger auf Süßigkeiten habe. Wenn ich schon vieles nicht essen soll, dann muß doch wohl ab und zu eine Tafel Schokolade drin sein.“

Das Zwischendurch–Naschen muß sich natürlich nicht auf Süßigkeiten beschränken. Es geht generell um das Zwischendurch–Essen. Viele Diabetiker bewerten es als monoton und unnormal, nur zu festgesetzten Zeiten ihre Mahlzeit einzunehmen. Sie wollen wie andere auch etwas zwischendurch essen. Sie wissen zwar, daß sie das Naschen aus Gründen des BZ und der möglichen Gewichtszunahme einschränken sollten, andererseits ist es so, daß ein Joghurt oder ein Keks den BZ nur wenig erhöht.

Wenn Sie häufig unkontrolliert zwischendurch naschen, dann haben Sie möglicherweise Probleme, sich gut einzustellen. Hinzukommt, daß Sie zunehmen, ganz abgesehen davon, daß Sie vielleicht mit sich unzufrieden sind und sich Vorwürfe machen, wenn Sie sich von Ihrem Verlangen haben überwältigen lassen.

Wenn Sie das Zwischendurch–Naschen einschränken wollen

Wenn Sie häufig ein Verlangen haben, zwischendurch etwas zu naschen, und Sie sich schwertun, diesem Verlangen zu widerstehen, dann liegt das möglicherweise an der Art und Weise, wie Sie zum Essen im allgemeinen und zum Naschen im speziellen eingestellt sind.

Schauen wir uns deshalb einmal einige häufig auftretende Gedanken an, die Sie sicherlich auch von sich kennen, und überlegen, ob sie Ihnen helfen, Ihrem Verlangen zu widerstehen. Hierzu wollen wir wieder die beiden Regeln für hilfreiches Denken zu Hilfe nehmen. Vorsicht: Vergessen Sie beim Lesen der einzelnen Antworten nicht, daß Sie wahrscheinlich im Innern einen Widerspruch hören. Er könnte so lauten: „Das klingt zu einfach“. Lassen Sie sich davon nicht beunruhigen. Sie sind beim Umlernen und da muß Widerspruch kommen, wenn Sie bisher anders gedacht haben.

„Es ist schrecklich, jedes Essen zu planen."

Was meinen Sie? Entspricht dieser Gedanke den Tatsachen? Nein. Wenn Sie sagen, daß es schrecklich ist, sein Essen zu planen, dann übertreiben Sie. Richtig? Sicher, es ist lästig und unangenehm, aber nicht schrecklich im Sinne einer Katastrophe.

Hilft Ihnen dieser Gedanke, sich so zu fühlen und zu verhalten, wie Sie es möchten?
Nein. Wenn Sie es für schrecklich halten, Ihr Essen zu planen, werden Sie sich ständig darüber ärgern und werden dann aus Protest häufiger und unkontrollierter essen, als Sie es möchten. Es handelt sich also nicht um einen hilfreichen Gedanken.

Ein Gedanke, der Ihnen helfen kann, besser mit der Planung Ihres Essens umzugehen, könnte so aussehen:
„Es ist lästig, mein Essen zu planen. Ich tue mir und meiner Gesundheit jedoch einen Gefallen, wenn ich auf eine gewisse Regelmäßigkeit achte. Wenn ich möchte, dann kann ich ab und zu auch mal zwischendurch etwas naschen. Das ist nicht tragisch. Ich bin außerdem nicht der einzige, der sein Essen plant."

„Ich kann Süßigkeiten nicht widerstehen."

Nun sagen Sie selbst: Entspricht dieser Gedanke den Tatsachen? Nein. Ganz abgesehen davon, daß Sie sicherlich schon manchmal widerstanden haben, zwingen Sie die Süßigkeiten nicht, sie zu essen. Sie können widerstehen, tun sich jedoch vielleicht schwer dabei oder wollen es nicht.

Hilft Ihnen dieser Gedanke, sich so zu fühlen und zu verhalten, wie Sie es möchten?
Wenn es Ihr Ziel ist, Ihrem Verlangen nach Süßigkeiten zu widerstehen, dann hilft Ihnen dieser Gedanke dabei nicht. Wenn Sie sich nämlich suggerieren, nicht widerstehen zu können, dann ist die Wahrscheinlichkeit sehr hoch, daß Sie auch nicht widerstehen.

Also ist auch dieser Gedanke nicht hilfreich. Ein hilfreicher Gedanke wäre:
„Ich kann meinem Verlangen nach Süßigkeiten widerstehen, wenn ich das möchte. Ich muß es nicht, aber ich will mich so entscheiden, daß es meinen Zielen entspricht."

„Was habe ich denn sonst noch vom Leben?" (Hinter dieser Frage verbirgt sich die Einstellung: „Ich habe nichts mehr vom Leben.") Hinterfragen wir diese Einstellung:

Entspricht dieser Gedanke den Tatsachen?
Nein, sicherlich nicht. Sie übertreiben gewaltig, wenn Sie denken, *nichts* mehr vom Leben zu haben. Das Essen ist nur ein kleiner Bereich in Ihrem Leben. Es stehen Ihnen noch viele andere Möglichkeiten zu Verfügung, Ihr Leben zu genießen und Spaß zu haben.

Hilft Ihnen der Gedanke, nichts mehr vom Leben zu haben, sich so zu fühlen und zu verhalten, wie Sie es möchten?
Nein. Wenn Sie so denken, müssen Sie zwangsläufig deprimiert und frustriert sein. Die Folge davon ist wahrscheinlich, daß Sie häufig aus Frust etwas essen. Wenn es Ihr Ziel ist, sich gut zu fühlen, und wenn Sie nicht unkontrolliert essen wollen, dann hilft Ihnen dieser Gedanke dabei nicht.

Sie sehen: Auch dies ist kein hilfreicher Gedanke, der Ihnen hilft, besser mit dem Essen umzugehen.

Ein hilfreicher Gedanke wäre:
„Nur weil ich nicht völlig nach Lust und Laune essen kann, um eine gute Einstellung zu haben, heißt das nicht, daß ich nichts mehr vom Leben habe. Es gibt noch viele andere Bereiche, in denen ich mir etwas Gutes tun und wo ich Spaß haben kann."

„Wieso soll ich auf etwas verzichten, was alle gern essen?" (Hinter diese Frage verbirgt sich Ihre Einstellung: „Ich sollte nicht auf etwas verzichten müssen, was alle gerne essen. Das ist ungerecht.")

Entspricht dieser Gedanke den Tatsachen?
Nein. Nur weil andere oder Sie etwas gerne tun, heißt das nicht, daß Sie das auch tun sollten oder ein Anrecht darauf haben. Es ist in Ihrem eigenen Interesse, wenn Sie nicht unkontrolliert essen. Wenn Sie andere als Maßstab für Ihr Verhalten ansehen, dann vergleichen Sie Äpfel mit Birnen. Für Menschen, die keinen Diabetes haben, ist es nicht so wichtig wie für Sie, wie sie essen. Deshalb ist es auch nicht hilfreich, wenn Sie sich mit diesen vergleichen. Sie sind ein Diabetiker und für Sie gelten in manchen Bereichen andere Regeln als für Menschen, die diese Behinderung nicht haben. Das ist genauso, als würden Sie als Mann sagen, es sei ungerecht, daß Sie eine Glatze bekommen können, während Frauen davon verschont bleiben. Wenn Sie ein Mann sind, dann müssen Sie damit leben, daß für Sie in bestimmten Bereichen andere Regeln herrschen als für Frauen. Das ist keine Frage von Gerechtigkeit oder Ungerechtigkeit. Im übrigen zwingt Sie niemand dazu, zu verzichten. Sie dürfen alles essen, was andere auch essen. Es wäre aber gut, wenn Sie die Folgen berücksichtigen und Ihre Diabetestherapie darauf abstimmen.

Hilft Ihnen der Gedanke, sich so zu fühlen und zu verhalten, wie Sie es möchten?
Es mag Ihnen ungerecht erscheinen, daß andere hemmungsloser zu Süßigkeiten greifen können als Sie. Wenn Sie jedoch so denken, dann tun Sie sich keinen Gefallen. Dann verfallen Sie nämlich in Selbstmitleid und machen es sich schwer, mit der vermeintlichen Ungerechtigkeit zu leben. Auch werden Sie aus Protest gegen diese „Ungerechtigkeit“ öfter zu Süßigkeiten greifen, um der „Gerechtigkeit“ Genüge zu tun. Wenn es Ihr Ziel ist, verantwortungsvoll mit Süßigkeiten umzugehen, und Sie sich dabei gut fühlen möchten, dann hilft Ihnen dieser Gedanke nicht dabei. Zudem ist es für andere auch ungesund, zu viele Süßigkeiten zu essen.
Sie sehen: Auch dies ist kein hilfreicher Gedanke. Ein hilfreicher Gedanke wäre z. B.:

„Ich habe Diabetes und es ist deshalb in meinem Interesse, wenn ich mit Süßigkeiten etwas bedachter umgehe als andere. Natürlich könnte ich genauso ungehemmt zu Süßigkeiten greifen wie andere, aber dann hätte ich ständig große Probleme mit meinem BZ und würde mir und meiner Gesundheit schaden. Da ich dafür sorgen will, daß ich möglichst wenig weitere Probleme mit meinem Diabetes bekomme, akzeptiere ich, daß andere etwas tun dürfen, was mir nicht bekommt."

„Was habe ich denn verbrochen? Es kann mir doch niemand übelnehmen, daß ich manchmal einen Heißhunger auf Süßigkeiten habe." (Dahinter steckt die Einstellung: „Ich habe nichts verbrochen und deshalb sollte es mir auch niemand übelnehmen, wenn ich einen Heißhunger auf Süßigkeiten habe oder sie esse.") Schauen wir uns diesen Gedanken näher an.

Entspricht der Gedanke den Tatsachen?
Warum dürfen andere Ihnen nicht etwas übelnehmen, das diese für unvernünftig oder falsch halten? „Weil ich das ungerecht finde", antworten Sie vielleicht. Gut, Sie finden das vielleicht ungerecht, aber warum dürfen andere nicht ungerecht zu Ihnen sein? Warum müssen andere immer gerecht zu Ihnen sein? Ich weiß, weil Sie das so wollen. Aber mal ehrlich: Meinen Sie nicht, daß Sie andere überfordern, wenn Sie verlangen, daß diese immer gerecht zu Ihnen sein sollen? Sind Sie denn immer gerecht zu anderen? Und überhaupt: Was heißt schon ungerecht? Die anderen finden sehr wahrscheinlich, daß sie es Ihnen mit Recht übelnehmen, wenn Sie gedankenlos Süßigkeiten verzehren. Tatsache ist: Andere dürfen Ihnen alles übelnehmen – auch wenn Ihnen das verständlicherweise nicht gefällt. Weder Sie noch ich können verhindern, daß Menschen sich uns gegenüber ungerecht verhalten.

Hilft Ihnen dieser Gedanke, sich so zu fühlen und zu verhalten, wie Sie es möchten?
Wenn Sie so denken, dann ärgern Sie sich über Ihre Mitmenschen und greifen vielleicht erst recht vermehrt zu Süßigkeiten, weil Sie den anderen beweisen wollen, daß Sie sich nicht einschüchtern lassen. Wenn es Ihr Ziel ist, gelassen auf das Verhalten Ihrer Mitmenschen zu reagieren, dann hilft Ihnen dieser Ge-

danke hierbei nicht.

Es ist also ebenfalls kein hilfreicher Gedanke. Hilfreich wäre es, wenn Sie sagen würden:
„Ich habe keine Kontrolle über andere Menschen. Wenn diese mir etwas übelnehmen, dann finde ich das sehr schade und bedauerlich, aber ich kann daran nichts ändern. Ich bleibe ruhig und denke daran, daß auch ich anderen manchmal etwas übelnehme und diese das als ungerecht empfinden. Ich habe manchmal einen Heißhunger auf Süßes und esse dann vielleicht auch mehr, als mir im Moment guttut, aber ich bin eben kein perfekter Mensch."

„Wenn ich schon vieles nicht essen darf, dann muß doch wohl ab und zu eine Tafel Schokolade drin sein."

Entspricht dieser Gedanke den Tatsachen?
Nein. Tatsache ist: Sie dürfen alles essen, was Sie wollen, und Sie dürfen so viel essen, wie Sie wollen und wann Sie wollen. Niemand kann Sie zwingen, sich an eine Diät zu halten oder auf Ihre Tafel Schokolade zu verzichten, wenn Sie das nicht wollen. Wenn Sie sich in Ihrem Essen einschränken und auf manches verzichten, dann tun Sie das freiwillig, weil Sie vielleicht das Risiko für körperliche Folgeschäden sehr gering halten wollen. Selbst wenn Sie auf Ihre Ernährung achten, bedeutet das ja nicht, daß Sie auf vieles verzichten müssen. Es ist mehr eine Frage der Menge und der Häufigkeit.

Hilft Ihnen der Gedanke, sich so zu fühlen und zu verhalten, wie Sie es möchten?
Nein, nicht wenn es Ihr Ziel ist, gelassen mit Ihrer Ernährung umzugehen. Wenn Sie sich suggerieren, auf *vieles* verzichten zu müssen und das schlimm finden, dann werden Sie sich nicht nur ständig ärgern, sondern auch – um quasi Ihrem Ärger Luft zu machen – unkontrolliert zu Süßigkeiten greifen.

Es ist also kein hilfreicher Gedanke. Ein hilfreicher Gedanke wäre:

„Ich darf alles essen, was ich möchte. Wenn ich jedoch eine gute Einstellung möchte und so das Risiko für Folgeerkrankungen möglichst gering halten möchte, dann ist es in meinem Interesse, wenn ich auf meine Ernährung etwas mehr achte als andere.“

„Man muß sich auch mal etwas gönnen. Das wäre doch sonst kein Leben!“ (Dahinter steckt die Einstellung: „Ich gönne mir überhaupt nichts.“) Überprüfen wir diesen Gedanken.

Entspricht der Gedanke den Tatsachen?
Nein. Wenn Sie denken, sich überhaupt nichts zu gönnen, dann übertreiben Sie gewaltig. Sie gönnen sich (hoffentlich!) sehr viel, nur vielleicht nicht in puncto essen. Aber auch da könnten Sie sich alles gönnen, was Sie wünschen – wenn Sie in Kauf nehmen, daß sich dadurch Ihre BZ–Werte verschlechtern. Abgesehen davon: Was heißt schon „muß“. Es macht Spaß zu naschen, aber deshalb „muß“ es nicht sein.

Hilft Ihnen der Gedanke, sich so zu fühlen und zu verhalten wie Sie es möchten?
Nein. Wenn Sie sich suggerieren, daß Sie sich gar nichts gönnen und daß das ein miserables Leben ist, dann müssen Sie sich zwangsläufig schlecht fühlen. Und wie fast immer, wenn man in Extremen denkt, handelt man gerade entgegengesetzt, d.h. Sie greifen unkontrolliert zu Süßigkeiten, um die vermeintliche Leere Ihres Leben auszufüllen.

Dieser Gedanke hilft Ihnen also nicht. Ein hilfreicher Gedanke wäre:
„Ich gönne mir vieles und kann mir auch in einem gewissen Rahmen, den ich bewußt und verantwortungsvoll selbst abstecke, Süßigkeiten leisten. Ich muß nicht immer alles essen und mir gönnen, worauf ich gerade Lust habe.“

Haben Sie in Ihrem Leben schon einmal die Erfahrung gemacht, daß selbst der feste Vorsatz, nicht mehr zu naschen, Sie nicht daran hindern konnte? Und auch all Ihre Selbstvorwürfe danach konnten Sie nicht vom weiteren Naschen abhalten? Das liegt daran, daß Sie Ihr Gedankenprogramm nicht geändert haben, sondern von sich nur erwarteten, sich anders zu verhalten. Sie haben zu viel von sich verlangt.

Zuerst müssen Sie Ihre wenig hilfreichen Gedanken erkennen. Dann müssen Sie diese immer wieder korrigieren bzw. sie durch einen hilfreichen Gedanken ersetzen. Nur wenn Sie gewissermaßen Ihr Gedankenprogramm ändern, können Sie sich auch so verhalten, wie es in Ihrem Interesse ist.

Wenn Sie die Art und Weise ändern, wie Sie über das Essen denken, dann fühlen Sie sich nicht nur besser, sondern werden auch lockerer und gelassener damit umgehen können. Neben der Veränderung Ihrer nicht hilfreichen Gedanken gibt es noch weitere Möglichkeiten, wie Sie sich erfolgreich an neue Eßgewohnheiten gewöhnen können.

Wie Sie Ihr Eßverhalten erfolgreich umstellen können

1. Legen Sie fest, wieviele KH und Kalorien Sie maximal pro Tag zwischendurch naschen wollen. Machen Sie sich vorher klar, wieviel das bei verschiedenen Nahrungsmitteln ist. Obst ist besser als Schokolade! Legen Sie fest, wie oft Sie Süßes essen wollen.

2. Setzen Sie einen Tag mit dem Naschen aus (aber lassen Sie es dann nicht dabei bewenden).

3. Wenn Sie etwas naschen, dann essen Sie nicht alles, was Sie auf dem Teller haben. Lassen Sie z.B. das letzte Stück Konfekt liegen.

4. Bringen Sie sich nicht unnötig in Versuchung, indem Sie überall offen Süßigkeiten herumliegen haben. Verwahren Sie diese in einem Schrank.

5. Tischen Sie keine Berge von Süßigkeiten auf, wenn die Selbsthilfegruppe bei Ihnen zu Gast ist, sondern machen Sie einen tollen Gemüsesalat!

Es erscheint mir kein geeigneter Vorschlag, zuckerhaltige Nahrungsmittel für Unterzuckerungen „aufzusparen". Sie erhöhen dadurch zwar etwas mehr Ihre Sicherheit, für alle Fälle etwas parat zu haben, aber die Erfahrungen vieler Diabetiker zeigen, daß es eine sehr unzuverlässige Strategie ist. Die verbotenen Sachen sind oft nicht gerade die, die am schnellsten aus der Unterzuckerung führen (z. B. Schokolade), und häufig wird dann zu viel gegessen, so daß man zwischen Hypo- und Hyperglykämie hin- und herpendelt. Hinzukommt, daß man in der Unterzuckerung das Essen nicht in Ruhe genießen kann.

6. Wenn Sie immer wieder Ihren Vorsätzen untreu werden, probieren Sie es einmal mit einer Radikalkur: Eine Woche keine Süßigkeiten.

Zu Ostern probieren viele, ob sie es sogar sieben Wochen durchhalten können, auf Süßigkeiten zu verzichten. Es gibt auch Diabetiker, die Süßes in ihrer Nahrung weitgehend streichen, um sich nicht immer wieder dem Konflikt auszusetzen. Wenn Sie sich so entscheiden, müssen Sie von dieser Veränderung sehr überzeugt sein, da Sie sonst Gefahr laufen, in Eßanfällen alles „nachzuholen".

Bei jeder Veränderung ist es sehr wichtig, sich ein realistisches Bild vom Veränderungsprozeß zu machen. Falsche Erwartungen können eine Veränderung schnell zunichte machen. Wenn Sie eine Veränderung planen, sollten Sie möglichst genau für sich klären, wie schwierig die Veränderung sein wird. Denn wenn Sie sie für zu leicht halten, so werden Sie sich beim ersten Mißerfolg für einen Versager halten und keine weiteren Versuche machen. Machen Sie sich klar, daß Sie das neue Verhalten vielleicht sehr häufig wiederholen und üben müssen, bis Sie es beherrschen. Am Anfang kann es mehrfach schiefgehen. Sie fragen sich vielleicht nach den ersten Mißerfolgen, ob Sie die Veränderung wirklich wollen. Vielleicht haben Sie sogar mit Mißerfolgen gerechnet, aber nicht gedacht, daß es so schwer sein würde. Entscheiden Sie sich dann: Wollen Sie es weiter versuchen und noch mehr Mühen auf sich nehmen, bis Sie sich an das neue Verhalten gewöhnt haben, oder wollen Sie doch weiter mit dem alten Problem leben?

Die größte Chance für einen Erfolg besteht, wenn Sie Ihre Veränderungsschritte planen und durchführen in dem Bewußtsein, es zu machen, so gut Sie es können. Es muß nicht super sein, was Sie tun. Dadurch würden Ihre Erwartungen vielleicht immer unrealistischer, bis Sie schließlich wieder ganz von vorn anfangen müssen. Hohe Ziele (z.B. immer einen normalen BZ zu haben) sind zweischneidig: Einerseits geben sie eine Orientierung, andererseits können sie zur Resignation führen, wenn Sie merken, daß das Ziel für Sie zu schwer zu erreichen ist. Wenn Sie Ihr eigenes Tempo für eine Veränderung richtig wählen wollen, dann ist es gut, die eigene Begrenztheit zu erkennen.

Das Prinzip „Tu es, so gut du kannst“ gilt für alle Verhaltensweisen, mit denen wir den Stoffwechsel normalisieren und den Diabetes gut behandeln wollen. Wer perfekte Lösungen will, setzt sich ständig unter Druck, während er gleichzeitig immer mißmutiger wird und sich von jedem kleinen Fehler zurückwerfen läßt. Da ist es besser, die Regeln etwas lockerer zu handhaben, wenn Sie einmal gar keine Lust haben und ausspannen möchten. Das setzt Sie eher instand, bald wieder zu beginnen, als verbissenes Durchhalten.

Langfristig können Sie fast alle Essensumstellungen zur Gewohnheit werden lassen, wenn Sie sich lange genug an eine bestimmte Form der Ernährung halten. Früher habe ich lange gesüßten Tee getrunken, habe jedoch irgendwann beschlossen, meinen Tee ungesüßt zu trinken. Am Anfang wollte mir mein ungesüßter Tee überhaupt nicht schmecken. Mit der Zeit gewöhnte ich mich immer mehr an die neue Art, meinen Tee zu trinken, und heute wird mir fast übel, wenn ich aus Versehen süßen Tee erwische. Sie können sich fast alles angewöhnen, auch wenn es am

Anfang eine große Umstellung für Sie ist und Sie denken, daß Ihnen Tee oder Kaffee, der nicht gesüßt ist, nie schmecken werde.

Wenn Sie immer wieder in eine alte Gewohnheit zurückfallen, dann überprüfen Sie, ob Sie es sich vielleicht durch negative Gedanken schwermachen, sich umzustellen. Beispiele für nicht hilfreiche Gedanken, und was sie bewirken können, haben wir ja bereits besprochen. Schauen Sie bei diesen nach und fragen Sie sich, ob Sie noch an dem einen oder anderen festhalten. Wenn ja, dann bemühen Sie sich darum, diesen durch einen hilfreichen Gedanken zu ersetzen.

Sich in seinem Verhalten, vor allem wenn es ein sehr eingefahrenes Verhalten ist, zu ändern, braucht Zeit und Geduld. Werfen Sie als nicht gleich die Flinte ins Korn, wenn Sie nicht auf Anhieb Erfolg haben. Haben Sie Geduld mit sich und starten einen zweiten, dritten oder wenn nötig 10. Versuch.

Wenn Sie unter Eßanfällen leiden

Eßanfälle kommen bei Diabetikern häufiger vor als bei Nichtdiabetikern, selbst und gerade dann, wenn sich diese an eine Diät halten. Die Motive, die Eßanfällen zugrundeliegen, sind vielschichtiger und komplexer als beim Zwischendurch-Naschen. Wenn Sie sehr häufig Eßanfälle haben, dann sollten Sie einen Psychotherapeuten aufsuchen und mit diesem Ihr Problem besprechen. Alleine können Sie sich dann kaum selbst helfen.

Wenn Sie unter häufigen Eßanfällen leiden, dann kann das daran liegen, daß Sie sich innerlich gegen eine starre Diät wehren, die Sie nur machen, weil Sie sich dazu gezwungen sehen. Nach einer oft peinlich genau eingehaltenen Diät kommt es zu einem Ausbruch in Form eines Anfalls, bei dem mehrere vorher beachtete Grenzen überschritten werden. Das sofort einsetzende schlechte Gewissen veranlaßt Sie dann vielleicht wieder, einige Zeit zu einer mehr oder weniger langen Phase strenger Selbstkontrolle zurückzukehren, bis es dann zu einem weiteren

Eßanfall kommt.

Manchmal ergibt sich aus dem ständigen Kampf zwischen strenger Essenskontrolle und Eßanfällen eine suchtartige Entwicklung zu immer häufigeren Eßanfällen, evtl. im Wechsel mit Erbrechen (diese Krankheit nennt man Bulimie), was Diabetikerinnen – diese Störung betrifft vor allem Frauen – dann meist verheimlichen. Eine anfänglich noch bestehende Kontrolle dadurch, daß vor oder nach dem Eßanfall Normalinsulin gespritzt wird und daß auch im Eßanfall noch Nahrungsmittel mit Zucker gemieden werden, kann dann auch verlorengehen. Anderen Diabetikern gelingt es, auf dem umgekehrten Weg – durch Nachspritzen und Vermeidung bestimmter Nahrungsmittel – Eßanfälle wieder in den Griff zu bekommen.

Auch bei Eßanfällen sind nicht hilfreiche Gedanken im Spiel, die Sie verändern müssen, wenn Sie Ihre Eßanfälle in den Griff bekommen wollen. Schauen wir einige davon etwas genauer an.

„Bei einem Eßanfall kann ich nicht aufhören."

Entspricht dieser Gedanke den Tatsachen?
Nein. Es ist vielleicht schwer und Sie haben das Gefühl, Sie könnten nicht aufhören, aber dem ist nicht so. Wenn Sie 100%ig wüßten, daß Sie sofort tot umfallen würden, wenn Sie auch nur einen Bissen mehr essen, würden Sie dann aufhören? Sehr wahrscheinlich. Sie sehen: Sie können aufhören.

Hilft Ihnen dieser Gedanke, sich so zu fühlen und zu verhalten, wie Sie es möchten?
Nein. Wenn Sie so denken, dann fühlen Sie sich Ihren Eßanfällen hilflos ausgeliefert und schaffen es kaum, aufzuhören.

Es ist also kein hilfreicher Gedanke. Hilfreich wäre ein Gedanke wie:
„Ich habe über mich und mein Verhalten die Kontrolle. Ich bestimme, was ich tue und was nicht. Auch wenn es mir schwerfällt, so kann ich trotzdem aufhören, wenn ich mich dafür ent-

scheide."

„Ich bin willensschwach."

Entspricht dieser Gedanke den Tatsachen?
Nein. Wenn Sie bei einem Anfall nicht aufhören, dann hat das nichts damit zu tun, daß Sie willensschwach sind, sondern eher damit, daß Sie sich suggerieren, Sie könnten nicht aufhören. Ich bin mir sicher, daß es Bereiche in Ihrem Leben gibt, in denen Sie einen ganz schön festen Willen haben und das durchsetzen, was Sie wollen.

Hilft Ihnen dieser Gedanke, sich so zu fühlen und zu verhalten, wie Sie es möchten?
Nein. Wenn Sie so denken, dann fühlen Sie sich als Versager und die Chance, daß Sie Ihre Eßanfälle in den Griff bekommen, ist noch geringer.

Ein hilfreicher Gedanke wäre:
„Was ich mir vornehme, kann ich auch schaffen. Wenn ich mehrere Anläufe brauche, dann zeigt das nur, daß es schwierig für mich ist, ein bestimmtes Verhalten zu ändern. Ich brauche dann noch etwas mehr Geduld und Zeit."

„Wenn ich mich nicht beherrschen kann, bin ich ein Versager."

Entspricht dieser Gedanke den Tatsachen?
Nein. Sie empfinden oder sehen das lediglich so. In Wirklichkeit sind Sie lediglich ein Mensch, der nicht perfekt ist, nicht mehr und nicht weniger. Wenn Sie sich einen Versager schimpfen, dann tun Sie so, als würden Sie alles, was Sie anpacken, vermasseln. Das trifft jedoch auf keinen Menschen zu.

Hilft Ihnen dieser Gedanke, sich so zu fühlen und zu verhalten, wie Sie es möchten?
Nein. Wenn Sie sich für einen Versager halten, dann müssen Sie sich zwangsläufig deprimiert fühlen und verzweifelt sein, und das möchten Sie doch nicht, oder? Außerdem machen Sie es

sich durch eine solche Abwertung Ihrer Person unmöglich, besser mit Ihren Eßanfällen umzugehen. Wenn Sie überzeugt sind, ein Versager zu sein, was für einen Sinn macht es dann noch, sich überhaupt anzustrengen?

Also kein hilfreicher Gedanke. Es wäre besser, Sie würden so über sich denken:
„Wenn ich mich nicht beherrschen kann, dann liegt das daran, daß ich nicht perfekt bin und daß ich noch Zeit brauche, um dieses Problem besser in den Griff zu bekommen. Alle Menschen machen Fehler, weil das menschlich ist. Wenn ich hundert Anläufe brauche, bis ich dieses Problem bewältigt habe, dann brauche ich eben hundert."

„Wenn ich mich so stark kontrolliere, dann müssen meine Bedürfnisse irgendwann durchbrechen."

Entspricht der Gedanke den Tatsachen?
Nein. Ihre Bedürfnisse brechen nur dann durch, wenn Sie denken, es nicht mehr aushalten zu können, oder wenn Sie sich einreden, Sie könnten sich nicht beherrschen. Sie sind der Kapitän und haben die Kontrolle über Ihr Verhalten.

Hilft Ihnen dieser Gedanke, sich so zu fühlen und zu verhalten, wie Sie es möchten?
Nein. Wenn Sie so denken, dann versetzen Sie sich in Angst, sich nicht mehr kontrollieren zu können, und die Wahrscheinlichkeit ist groß, daß Sie sich tatsächlich nicht mehr beherrschen können.

Also auch dies ist kein hilfreicher Gedanke. Besser ist es, Sie sagen sich:
„Ich habe die Kontrolle über mich und mein Verhalten. Ich kann mich am besten beherrschen, wenn ich mir klarmache, daß ich meinen Bedürfnissen nicht nachgeben muß, auch wenn mein Verlangen, etwas zu essen, sehr stark ist."

„Ich muß mich auch mal satt essen können."

Entspricht der Gedanke den Tatsachen?
Nein. Wer sagt, daß Sie das müssen? Sie wünschen sich das vielleicht, aber Sie müssen das nicht tun. Millionen Menschen in der Dritten Welt können sich nie satt essen und leben trotzdem. Abgesehen davon, gibt es gesunde Wege, wie auch Sie sich satt essen können. Dazu brauchen Sie keinen Eßanfall.

Hilft Ihnen dieser Gedanke, sich so zu fühlen und zu verhalten, wie Sie es möchten?
Nein. Bei diesem Gedanken setzen Sie sich unter einen großen Druck, weil Sie es schlimm finden, sich nicht satt essen zu dürfen. Die Folge ist, daß Sie viel zu viel essen und Ihr Ziel, sich vernünftig und gesund zu ernähren, nicht erreichen.

Also auch kein hilfreicher Gedanke. Sie könnten sich stattdessen sagen:
„Ich würde gerne öfter so viel essen, daß ich mich richtig satt fühle. Das kann ich anders als durch einen Eßanfall und vor allem besser erreichen. Ich stelle meine Ernährung so um, daß ich mich gesund ernähre und trotzdem satt bin."

Was Sie tun können, wenn Sie sich nicht beherrschen konnten

Wenn Sie Ihrem Verlangen nachgegeben und das Essen in einem Anfall wahllos in sich hineingestopft und dabei das Insulin weggelassen haben, dann müssen Sie Ihren BZ erst einmal wieder in den Griff bekommen. Das können Sie, wenn Sie eine geeignete Menge Normalinsulin spritzen. Seien Sie dabei vorsichtig, korrigieren Sie nicht zu stark, vor allem nicht vor dem Zubettgehen. Spritzen Sie nicht in einen Zickzack–Blutzucker zwischen Über- und Unterzuckerung. Lassen Sie sich schulen, wenn Sie noch nicht zu einer Schulung waren oder wenn sie schon lange zurückliegt.

Das Hauptproblem bei Eßanfällen ist oft der Teufelskreis „Diät korrekt einhalten – Ausbruchphantasien – Eßanfall – Schuldgefühle".

1. Eine Möglichkeit, diesen Teufelskreis zu durchbrechen, ist, daß Sie bei Ihren Gedanken ansetzen. Wie bewerten Sie einen Eßanfall? Denken Sie darüber: „Das ist eine Katastrophe. Ich werde sehr krank. Ich muß diesen Anfall unbedingt vermeiden"? Dann setzen Sie sich dadurch stark unter Druck. Es kann Ihnen helfen, wenn Sie den Eßanfall nicht als eine Katastrophe werten, die unbedingt vermieden werden muß, sondern als eine normale Reaktion auf den selbstauferlegten Zwang, sich an Ihre Diät zu halten. Je weniger Sie sich dafür verurteilen und je mehr Sie akzeptieren, daß Sie nur ein fehlerhafter Mensch sind, umso besser gelingt es Ihnen die Kontrolle über sich zu bewahren.

2. Sie können einem Anfall aber auch zusätzlich dadurch vorbeugen, daß Sie sich bewußt erlauben, kontrolliert Essensregeln zu übertreten. Das heißt, wenn Sie Ihre starre Diät bewußt lockern, so daß Sie besser mit ihr umgehen können, dann ist das eine gute vorbeugende Maßnahme gegen Eßanfälle.

3. Wenn Sie bisher Ihre Eßanfälle verheimlicht haben, dann sollten Sie sich einem nahestehenden Menschen anvertrauen. Das ist nicht nur wichtig, damit dieser Ihnen in einem Notfall helfen kann. Dies hilft Ihnen auch, besser mit Ihren Anfällen umzugehen. Der erste Schritt, etwas verändern zu wollen, ist, sich dazu zu bekennen und sich und anderen einzugestehen, daß man ein Problem hat.

4. Eine weitere Möglichkeit, sich zu helfen, wenn Sie unter Eßanfällen leiden, ist, sich für eine festgesetzte Zeit (z.B. eine Woche) „Urlaub vom Diabetes" zu nehmen. Ein geschulter Partner kann in dieser Zeit für Sie das Spritzen und die BZ–Kontrollen übernehmen. Dieses Ausspannen vom Diabetes kann Ihnen die nötige Kraft und Energie wiedergeben, um sich besser und erfolgreicher um Ihre Anfälle zu kümmern.

Diesen Urlaub vom Diabetes können Sie sich auch nehmen, wenn Sie nicht unter Eßanfällen leiden, es aber leid sind, sich ständig um ihn zu kümmern. Sie verschaffen sich auf diese Weise eine Verschnaufpause, die Ihnen Gelegenheit gibt, wieder ein besseres Verhältnis zu Ihrem Diabetes zu finden.

Kapitel 11
Wenn Sie unter Ängsten leiden

In diesem Kapitel wollen wir uns vor allem mit drei Ängsten beschäftigen: mit der Angst vor Folgeerkrankungen, der Angst vor Impotenz und der Angst vor Unterzuckerung. Ehe ich auf diese drei Ängste eingehe und Ihnen zeige, wie Sie damit umgehen können, möchte ich mit Ihnen noch einmal einen Blick darauf werfen, wie Ängste überhaupt entstehen.

Wie Ängste entstehen

Wie jedes unserer Gefühle entsteht Angst bei Erwachsenen meist durch unsere Gedanken, durch die Art und Weise, wie wir über etwas denken. Wenn wir Angst empfinden, dann machen wir uns ängstliche Gedanken und verbinden diese mit Erinnerungen und Bildern aus anderen Angstsituationen. Wir denken, etwas sei gefährlich oder eine Katastrophe und wir könnten damit nicht umgehen, und als Folge davon verspüren wir Angst, unabhängig davon, ob wir tatsächlich in Gefahr sind oder nicht. So verschiedenartig Ängste auch sein können (Angst vor Versagen und Ablehnung, Angst vor Fahrstühlen und engen Räumen, Angst vor Tieren, usw.): alle Ängste entstehen nach dem Prinzip des ABC's der Gefühle. Die Grundmuster der Angstreaktionen sind wohl biologisch vorgegeben, aber wir legen durch unsere Gedanken fest, wovor wir Angst empfinden.

Wenn wir uns in Angst versetzen, dann verspüren wir immer auch eine Reihe körperlicher Symptome. Je nachdem, wie stark unsere Angst ist, verspüren wir Herzklopfen, Zittern, Schweißausbrüche, Schwindel, ein flaues Gefühl im Magen und Atembeschwerden.

Angst ist ein Gefühl, das schon unsere Vorfahren kannten, die noch in Höhlen lebten und sich gegen wilde Tiere verteidigen mußten. Für unsere Vorfahren war die Angst ein absolut lebensnotwendiges Gefühl. Es diente ihnen quasi als Alarmsignal, daß sie in Gefahr waren und etwas gegen die Bedrohung, etwa das wilde Tier, unternehmen mußten: die Beine unter die Arme nehmen und flüchten oder kämpfen. Ihre Angst mobilisierte sie also und half ihnen, mit der Bedrohung umzugehen.

Heute sind wir im Alltag nur noch selten wirklich in Lebensgefahr. Das heißt nicht, daß die Fähigkeit, Angst zu empfinden, heute überflüssig wäre. Sie ist immer noch sehr wichtig, da der Körper durch sie in Alarmbereitschaft versetzt wird und wir so blitzschnell einer Gefahr ausweichen können, etwa einem plötzlich herannahenden Auto. Wenn wir uns jedoch in Angst versetzen, ohne daß wir tatsächlich in Lebensgefahr sind, etwa wenn wir Angst haben, zu versagen oder abgelehnt zu werden, dann versetzen wir unseren Körper unnötig in Alarmbereitschaft. Es würde nicht helfen, dagegen anzukämpfen.

Wenn wir uns Tag für Tag solche Ängste machen, dann versetzen wir unseren Körper in eine Daueranspannung und mit der Zeit wird er krank, da er der ständigen Beanspruchung nicht gewachsen ist. Ganz abgesehen davon, lassen wir uns von unseren Ängsten in unserem Handeln einschränken und können so unsere Lebensziele nicht erreichen.

Angst vor diabetischen Folgeerkrankungen

Als Diabetiker können Sie nach längerer Diabetesdauer Probleme mit den Gefäßen und Nerven bekommen. Erkrankungen der kleinen Gefäße (Mikroangiopathien), besonders an der Netzhaut des Auges (Retinopathie) und an den Nieren (Nephropathie) treten fast nur bei Diabetikern auf, ebenso bestimmte Formen der Nervenerkrankung (diabetische Polyneuropathie). Nervenerkrankungen beginnen in der Regel mit einer Sensibilitätsstörung an den Füßen und können sich auf viele Organe ausbreiten. Hierzu gehört auch die diabetesbedingte Impotenz (s.u.). Erkrankungen der großen Blutgefäße, die mit dem Alter bei jedem Menschen zunehmen, treten bei Diabetikern ebenfalls sehr viel häufiger auf und erhöhen das Risiko für Herzinfarkte und Schlaganfälle.

Da kein Diabetiker genau weiß, ob und wann er solche Folgeerkrankungen bekommt, da der Verlauf nicht völlig vorhersehbar ist und da es keine Möglichkeit gibt, das Auftreten oder die Verschlimmerung völlig zu verhindern, haben Sie vielleicht Angst davor. Inwieweit Ihre Angst vor diesen Folgeerkrankungen hilfreich ist, hängt davon ab, wie sehr und wie häufig Sie sich in Angst versetzen. Wenn Ihre Angst Sie veranlaßt, alles zu tun, um eine gute Einstellung zu erreichen, dann kann sie hilfreich und wichtig sein. Wie die Angst, überfahren zu werden, wenn wir uns vor dem Überqueren einer Straße umschauen, ob ein Auto kommt, so kann die Angst vor Folgeerkrankungen sinnvoll sein, wenn wir alles tun, um das Risiko ihres Auftretens möglichst gering zu halten.

Möglicherweise aber versetzen Sie sich auch so sehr und so häufig in Angst, daß diese Sie lähmt und Sie unfähig sind, sich angemessen um Ihren Diabetes zu kümmern. Auch können Sie Ihr Leben nicht genießen, Spaß haben und leistungsfähig bleiben, wenn Sie sich ständig vor Augen halten, welche Folgeerkrankungen Sie bekommen könnten, und wie schlimm das wäre. In diesen Fällen ist Ihre Angst nicht hilfreich und Sie versuchen vielleicht schon lange erfolglos, Ihre Ängste zu verringern. Nehmen Sie z. B. das folgende ABC:

A (Ereignis): Ich habe Diabetes.
B (Gedanken): „Bestimmt trifft es mich. Ich könnte es nicht ertragen, auch noch blind zu werden oder sonstwie schwer zu erkranken. Dann will ich nicht mehr leben. Dann ist alles aus".
C (Gefühle und Verhalten): Angst, Verzweiflung, Resignation und Rückzug von anderen

Schauen wir uns diese Gedanken, die Sie vielleicht auch von sich kennen, etwas näher an.

„Bestimmt trifft es mich. Ich könnte es nicht ertragen, auch noch blind zu werden oder sonstwie schwer zu erkranken. Dann will ich nicht mehr leben. Dann ist alles aus."

Wenn Sie so denken, dann verspüren Sie starke Angst oder gar Panik vor Folgeerkrankungen. In Ihren Gedanken schätzen Sie die Wahrscheinlichkeit, blind zu werden, sehr hoch ein. Anders ausgedrückt: Sie rechnen sogar fest damit, z. B. blind zu werden. Würden Sie denken: „Mich trifft es nicht, die anderen vielleicht, aber ich bleibe verschont", dann würden Sie keine Angst verspüren. Ich will Ihnen das an einem anderen Beispiel nochmals verdeutlichen. Fast alle Raucher wissen, daß für sie die Wahrscheinlichkeit, Krebs zu bekommen, viel größer ist, als für Nichtraucher, ganz abgesehen von den vielen anderen Krankheiten, deren Risiko beim Rauchen erhöht ist. Leben Raucher deshalb ständig in der panischen Angst, krank zu werden? Nein, sie rauchen weiterhin ihre Zigaretten, weil sie damit rechnen, selbst nicht krank zu werden. Die anderen trifft es vielleicht, sie aber nicht. Nur so ist es ihnen möglich, relativ unbeschwert weiterzurauchen. Raucher verhalten sich also völlig entgegengesetzt zu jenen Menschen, die sehr große Angst vor Folgeerkrankungen haben.

Weder die Einstellung der Raucher „Mich trifft es nicht", noch die Einstellung vieler Diabetiker „Mich trifft es sicher", sind hilfreiche Einstellungen. Im Falle der Raucher führt die Verharmlosung oder Leugnung der möglichen Folgen dazu, daß sie sich überhaupt keine Gedanken über ihr gesundheitsschädigendes Verhalten machen und so auch nichts tun, um das Risiko, krank zu werden, zu verringern. Diabetiker, die unter starken Ängsten leiden, sind sich über die möglichen Folgen ihrer Behinderung im klaren, überbewerten aber die Wahrscheinlichkeit ihres Eintretens und sehen die möglichen Spätfolgen als Katastrophe an.

Überprüfen wir den obigen Gedanken wieder mit Hilfe der beiden Fragen, die Sie nun schon kennen.

„Bestimmt trifft es mich. Ich könnte es nicht ertragen, auch noch

blind zu werden oder sonstwie schwer zu erkranken. Dann kann ich nicht mehr weiterleben. Dann ist alles aus."

Entspricht der Gedanke den Tatsachen?
Woher wissen Sie, daß es Sie trifft? Können Sie hellsehen? Nein. Sie können nicht wissen, ob Sie Folgeerkrankungen bekommen werden. Wenn Sie dafür sorgen, daß Ihr BZ die meiste Zeit gut eingestellt ist, dann verringern Sie durch Ihr eigenes Handeln das Risiko enorm. Selbst wenn Sie jedoch Folgeerkrankungen bekommen sollten, heißt das dann, daß Sie diese nicht ertragen könnten? Wieder ist die Antwort nein. Sicher, diese würden Sie weiter in Ihrem Leben einschränken und Sie hätten damit auch zu kämpfen, aber Sie könnten sie wahrscheinlich ertragen, so wie viele Menschen sie ertragen oder mit anderen Behinderungen leben.

Schwere Folgeerkrankungen wie Sehstörungen oder gar Blindheit, Nierenversagen, Amputationen, Nervenerkrankungen oder Impotenz sind eine schwere Belastung. Ich weiß selbst nicht, ob und wie ich solche Erkrankungen verkraften würde, aber ich kenne viele Diabetiker und Diabetikerinnen, die mit schweren Folgeerkrankungen ein erfülltes Leben führen. Wir hatten einmal in der Diabetikerschulung eine fast blinde Frau, die die ganze Gruppe mit ihren Ideen und Aktivitäten in Schwung brachte. Alle bewunderten ihre Fröhlichkeit und ihren Lebensmut.

Es muß also nicht alles aus sein, wenn es Sie treffen sollte. Sie wissen jetzt noch nicht, wie Sie dann damit umgehen würden. Sie können Ihrem Leben auch dann noch viel Positives abgewinnen, wenn Sie es lernen, mit diesen Behinderungen umzugehen.

Hilft Ihnen der Gedanke, sich gut zu fühlen und sich angemessen um Ihren Diabetes zu kümmern?
Nein. Wenn Sie so denken, dann verspüren Sie große Angst. Wenn Sie fest damit rechnen, krank zu werden, dann kann das dazu führen, daß Sie sich wenig oder gar nicht um eine gute BZ Einstellung bemühen, da Sie ja Ihrer Ansicht nach die Gefahr damit doch nicht verringern können. Durch Ihre Einstellung „Mich

wird es sowieso treffen, also was soll ich mich noch um meinen Diabetes kümmern", vernachlässigen Sie sich und Ihren Diabetes und erhöhen so das Risiko, krank zu werden.

Sie sehen also, daß dies keine hilfreichen Gedanken sind. Hilfreicher wäre es, wenn Sie denken würden:

„Ich weiß nicht, ob ich aufgrund meines Diabetes Folgeerkrankungen bekomme. Ich kann sehr viel dazu beitragen, das zu verhindern, indem ich mich um eine gute BZ Einstellung bemühe. Ich habe es zu einem großen Teil in der Hand, wie sich mein Diabetes auf meinen Körper auswirkt, und deshalb werde ich alles tun, was in meiner Macht steht, um das Risiko möglichst gering zu halten. Ich kümmere mich um meinen Diabetes, so gut ich kann. Mehr kann ich nicht tun. Wenn ich trotzdem Folgeschäden bekommen sollte, dann werde ich schauen, wie ich damit umgehen kann. Es wird mir vielleicht nicht leicht fallen, mit diesen zu leben, aber ich kann es schaffen. Andere Menschen leben auch damit, ja, haben trotzdem noch viel Spaß in ihrem Leben, also ist es möglich. Warum sollte ich das nicht auch schaffen?"

Wenn Sie lernen, in dieser Weise über mögliche Folgeerkrankungen zu denken, dann werden Sie Ihre Angst vor ihnen verringern. Sie sind in der Lage, sich so gut es Ihnen möglich ist, um Ihren Diabetes zu kümmern und auf diese Weise das Risiko enorm zu verringern.

Wenn Sie bereits unter Folgeerkrankungen leiden

Bei schweren Folgeerkrankungen ist es sehr wichtig, eine gute ärztliche Betreuung zu haben. In diesem Fall sollten Sie sich nicht auf die Einschätzung *eines* Arztes verlassen. Suchen Sie ein oder zwei weitere Diabetesexperten auf und hören deren Urteil. Sie sollten hartnäckig nachfragen, wenn Ihnen etwas unklar ist, und sich selbst anhand von Literatur informieren. Eine große Hilfe bei der Arztwahl sind die Landesverbände des Deutschen

Diabetiker-Bundes, von dem Sie immer auch Tips bekommen können, welche Ärzte in Ihrer Gegend Diabetiker oder eine bestimmte Folgeerkrankung besonders kompetent und gut behandeln.

Es gibt viele Menschen, die gelernt haben, trotz schwerster Behinderungen ein erfülltes Leben zu führen. Wenn Sie selbst stark behindert sind, können Sie das im Moment vielleicht kaum glauben. Alles, was ich möchte, ist, daß Sie sich nicht aufgeben und sich die Chance geben, vielleicht mit Hilfe anderer Menschen Ihr Leben besser zu meistern. Eine Selbsthilfe-Gruppe kann Ihnen sehr helfen. In ihr können Sie weitere Unterstützung und Rat bekommen.

Wenn Sie Angst vor Impotenz haben

Nach langer Diabetesdauer mit schlechter BZ-Einstellung können diabetische Nervenerkrankungen die sexuellen Funktionen stören. Bei Männern kann dies zu einer Störung der Erektionsfähigkeit (das Glied wird nicht steif) oder auch zur völligen Impotenz (Unfähigkeit, Geschlechtsverkehr auszuführen) führen, bei Frauen zu einer verringerten Erregbarkeit und zu Scheidentrokkenheit.

Die Beeinträchtigung bei Frauen ist meist harmlos und mit einer Gleitcreme leicht zu beheben, und sie stellt daher meist keine größere Belastung dar. Männer erleben den Verlust der Potenz dagegen als eine so einschneidende Veränderung, daß sie damit oft ihre Identität als Mann in Frage stellen. Viele Männer haben eine fast so große Angst vor Impotenz wie vor einer Erblindung. Deshalb richtet sich der nachfolgende Abschnitt vor allem an die männlichen Leser.

Seelisch bedingte Impotenz

Manche Diabetiker verlieren ihre Potenz ganz oder teilweise aus der Angst, sie könnten wegen des Diabetes impotent werden. Es hat vielleicht ein paarmal nicht so gut geklappt, und dann steht es für sie fest: „Jetzt ist es passiert, was ich schon lange befürchtete. Ich bin impotent."

Für eine durch den Diabetes körperlich bedingte Impotenz müssen aber mehrere Voraussetzungen gegeben sein: eine längere Diabetesdauer, in der Regel über 20 Jahre; eine langsame Zunahme der Impotenz über die Zeit; Impotenz unabhängig von der sexuellen Situation; gleichzeitig vorliegende Merkmale für Nerven- oder Gefäßschäden. Der Urologe kann Ihnen helfen, einen möglichen körperlichen Schaden zu finden. In dem Abschnitt weiter unten erfahren Sie, was Sie bei einer körperlich bedingten Impotenz an Möglichkeiten für eine zufriedenstellende Sexualität haben. Jetzt wollen wir uns damit befassen, wie Seele und Sexualität zusammenwirken.

Angst ist der Nr. 1 Killer Ihrer Liebesfähigkeit

Sexuelle Erregung ist eine körperliche Reaktion, die wie fast alle Reaktionen, durch Gedanken, Bilder und Vorstellungen hervorgerufen wird. Es ist so gut wie unmöglich, daß Sie sexuell erregt sind und Ihr Glied steif wird, wenn Sie sich in Gedanken mit etwas Bedrohlichem oder Langweiligem beschäftigen. Ihr sexuelles Verlangen ist wie die damit verbundenen körperlichen Reaktionen in erster Linie eine Frage Ihrer sexuellen Gedanken.

Wenn Sie Probleme mit Ihrer Erektion haben, dann liegt das vor allem daran, daß Sie sich lustfeindliche Gedanken machen, die jede Erregung abtöten. Dies sind Gedanken wie:

- *„Wenn ich keinen hochkriege, ist das eine Katastrophe."*
- *„Wenn ich zu früh komme, dann ist das schrecklich."*
- *„Ich muß meine Partnerin befriedigen. Wenn ich das nicht schaffe, dann bin ich kein richtiger Mann."*

Wenn Sie sich solche Gedanken machen, dann setzen Sie

sich unter Druck und es kann keine Erregung aufkommen bzw. Sie bekommen keine oder keine ausreichende Erektion.

Was Sie tun können, um sexuell mehr erregt zu sein

1. Konzentrieren Sie sich darauf, daß der Sex mit Ihrer Partnerin vor allem für Sie schön ist. Werden Sie also in diesem Punkt egoistisch. Je mehr Sie sich darauf konzentrieren, daß *Sie* das Zusammensein mit Ihrer Partnerin genießen, umso weniger machen Sie sich Gedanken, wie es Ihrer Partnerin geht, und umso besser klappt es. Wenn Sie sich dauernd damit beschäftigen, was Ihrer Partnerin gefallen könnte und ob Sie sie genügend befriedigen können, dann zerstören Sie Ihre Erregung.

2. Machen Sie sich sexuell anregende Gedanken. Welche Phantasien erregen Sie am meisten? Setzen Sie Ihren Kopf ein, um sich zu erregen, statt sich durch ängstliche Fragen alle Lust zu nehmen.

3. Ihr steifes Glied ist nicht die unabdingbare Voraussetzung, um Ihre Partnerin zu befriedigen. Sie haben noch Ihre Hände, Ihren Mund, usw. Auch sollten Sie bedenken, daß es für viele Frauen sehr wichtig ist, daß ein Mann sie zärtlich streichelt. Dies ist für viele Frauen viel wichtiger als der Beischlaf. Sie können auch ohne Eindringen sehr viel Spaß und Lust am Sex haben, wenn Sie offen für neue Möglichkeiten der Befriedigung sind.

4. Ein Mann bleibt ein Mann, gleichgültig, ob er ein steifes Glied bekommt oder nicht, ob er es schafft, seine Partnerin zu befriedigen oder nicht. Sie sind nicht minderwertig als Mann, wenn Sie Erektionsprobleme haben, früher als Ihre Partnerin kommen oder Ihre Partnerin keinen Orgasmus bekommt. Wenn Sie sich als Mann nur über Ihre Potenz definieren, dann begehen Sie einen schweren Denkfehler. Haben Sie sonst

nichts zu bieten? Ist Ihr Glied Ihre einzige Trumpfkarte, Ihre einzige positive Seite?

Vertrauen Sie sich einem Sexualtherapeuten – in der Regel sind dies Diplompsychologen an. Die Praxen von Psychologen sind voll von Männern, die Potenzprobleme haben. Sie können lernen, diese zu überwinden, wenn Sie den Mut finden, den ersten Schritt zu tun. Sie können lernen, wieder „Ihren Mann zu stehen". Erektionsprobleme lassen sich, wenn sie psychisch bedingt sind, mit großem Erfolg behandeln. Haben Sie also den Mut, sich einem Therapeuten anzuvertrauen, anstatt darunter zu leiden.

Wenn Sie diabetesbedingt impotent sind

Nehmen wir an, Ihr Urologe hat festgestellt, daß Ihre Impotenz diabetesbedingt ist. Was dann? Das erste ist, Klarheit darüber zu erlangen, was die Impotenz für Sie und Ihre Partnerin bedeutet. Ich kenne mehrere Diabetiker, die trotz Potenzstörungen oder Impotenz gute Partnerbeziehungen haben, ohne die Impotenz zu behandeln (vgl. den vorigen Abschnitt). Wenn Sie gemeinsam mit Ihrer Partnerin lernen, trotz Ihrer Impotenz Ihre Sexualität zu leben und zu genießen, benötigen Sie weder eine seelische noch körperliche Impotenztherapie.

Wenn Sie für sich oder gemeinsam mit Ihrer Partnerin zu dem Schluß kommen, daß Ihre sexuelle Beziehung vor der Potenzstörung viel besser war, dann suchen Sie eine Methode, Ihre Erektionsfähigkeit wiederherzustellen. Es gibt dafür mehrere seriöse Angebote: mechanische Erektionshilfen (z.B. Erec–Aid), die Schwellkörper–Autoinjektions–Therapie (SKAT) und die Implantation einer Penisprothese. Die zur Zeit wirksamste Methode, sofern keine schweren Gefäßschäden bestehen, ist SKAT. Sie lernen, vor dem Geschlechtsverkehr eine bestimmte Menge eines Wirkstoffs (Papaverin oder Prostaglandin) in einen Schwellkörper an der Peniswurzel zu spritzen. Das schmerzt kaum und hat fast keine Nebenwirkungen. Es führt dosisabhängig zu einer mehr oder weniger langen Erektion, wobei man in eigenem Interesse darauf achten muß, allzulang andauernde Erektionen zu vermeiden.

Penisprothesen werden heute fast nur noch bei Gefäßerkrankungen eingesetzt. Für eine Beratung sollten Sie sich an einen mit Impotenztherapie erfahrenen Urologen wenden.

Wenn Sie Angst vor Über- und Unterzuckerungen haben

Egon ist seit 12 Jahren Diabetiker. Er war schon immer ein ängstlicher Mensch. Er hat drei Unterzuckerungen gehabt, an die er sich genau erinnert. Jedesmal fing er dabei zu zittern und zu schwitzen an. Er aß dann viel Zucker und ließ den Notarzt kommen. Inzwischen hat er so viel Angst vor einer Unterzuckerung, daß er beim kleinsten Anzeichen vorbeugend etwas ißt. Dadurch ist sein BZ-Wert im Durchschnitt über 200. Er weiß, daß das nicht gut ist, und das macht ihn noch ängstlicher. Auf die Frage, was er bei Unterzuckerungen genau fürchtet, weiß er keine Antwort.

Bei anderen Diabetikern führt die Angst vor einer Hypo zu einem immer weiter um sich greifenden Vermeiden von Situationen, in denen es unangenehm wäre, eine Hypo zu bekommen (Kaufhäuser, Verkehrsmittel, Autofahren, überhaupt unter Menschen zu sein).

Viele Diabetiker haben vor einer Unterzuckerung Angst. Da ein Diabetiker tatsächlich nie 100%ig wissen kann, welchen Verlauf die nächste Unterzuckerung nehmen wird, und da man durch sie in unangenehme und gefährliche Situationen (Unfälle, öffentliches Aufsehen, usw.) geraten kann, ist es verständlich, wenn man sie mit allen Mitteln vermeiden möchte.

Andererseits ist es so, daß in einer Bewußtlosigkeit noch gegenregulatorische Prozesse in der Leber anspringen, die eine Ohnmacht meist vor Ablauf einer Stunde beenden, auch wenn keine Hilfe kommt. Ich kenne viele Diabetiker, die nachts verdutzt vor dem geöffneten Kühlschrank aufwachten und sich erinnerten, ein paar Minuten ohnmächtig gewesen zu sein. Besonders ein Diabetiker, der häufig allein ist und der weiß, daß er Hypos manchmal zu spät bemerkt, handelt vernünftig, wenn er sie so gut wie möglich vermeidet. Denn damit wird er wieder handlungsfähig, ohne ständig wegen seines Diabetes in Unruhe zu sein.

Wie geht es Ihnen? Haben Sie große Angst vor Hypos? Dann kann dies für Sie ein Problem sein, wenn Ihre Angst so stark ist, daß der ganze Tag und evtl. auch noch die Nacht von ihr überschattet werden und Sie alles tun, um Hypos zu vermeiden. Hypos können Sie nur durch eine schlechte, d.h. zu hohe BZ Einstellung vermeiden, denn bei einer fast normalen BZ–Einstellung sind Unterzuckerungen nie völlig vermeidbar. Ständig erhöhte BZ Werte sind aber auch ein Risiko, so daß Sie im Grunde vom Regen in die Traufe kommen. Wenn Sie erhöhte BZ-Werte haben, vermeiden Sie zwar eher eine Hypo, laufen aber Gefahr, körperliche Folgeschäden zu bekommen. Ist Ihre BZ-Einstellung gut, dann besteht immer die Möglichkeit einer Hypo.

Welche Menschen haben besonders Angst vor einer Hypo?

Oft handelt es sich um Menschen, die auch in anderen Bereichen ihres Lebens eher ängstlich sind. Veränderungen nehmen sie viel eher als andere Menschen als Gefahr wahr, und sie organisieren deshalb ihr Leben so, daß alles seine Ordnung hat und unvorhersehbare Veränderungen möglichst ausgeschlossen werden. Veränderungen führen manchmal zu Panik und zu aggressiven Ausbrüchen. Menschen mit einer ängstlichen Persönlichkeit haben weniger Vertrauen in andere Menschen und sich selbst. Sie fürchten entweder, ein anderer könne sich gegen sie wenden, oder im Falle der Hypo, andere könnten im Notfall nicht damit umgehen.

Wenn Sie auch zu den eher ängstlichen Menschen gehören, die alles unter Kontrolle haben wollen und die Welt eher als einen gefährlichen Ort ansehen, dann sollten Sie etwas dafür tun, diese ängstliche Grundhaltung zu überwinden.

Eine Möglichkeit ist, sich in eine psychotherapeutische Behandlung zu begeben. Der Therapeut kann mit Ihnen die Situationen genau durchsprechen, übertriebene Befürchtungen mit Ihnen korrigieren und Sie schließlich kontrolliert Hypos erleben lassen, zuerst in der Therapie und später in den gefürchteten Situationen. Es gibt dabei keine Garantie, daß die Angst vor den Hypos verschwindet, aber Sie können auf jeden Fall lernen, mit Ihren Ängsten besser zu leben.

Was können Sie allein gegen Ihre Angst tun?

Es ist für Sie schon sehr hilfreich, zu verstehen, wie Ihre Ängste entstehen, nämlich durch Ihre angstauslösenden Gedanken und Phantasien. Sie können lernen, sich keine Angst mehr vor den Hypos zu machen. Sie können jedoch ebensowenig, wie Sie Krankheit, Unfälle und Tod verhindern können, durch eine Veränderung Ihrer Gedanken Hypos ausschließen. Auch durch Ihr Verhalten können Sie Hypos nicht völlig verhindern, es sei denn, Sie riskieren eine viel zu hohe BZ-Einstellung.

Zwei leichte Hypos pro Woche sind bei guter Einstellung normal (ältere alleinlebende Diabetiker sollten sie trotzdem vermeiden, indem sie sich etwas höher einstellen). Genauso fatal wäre es, sich aus Angst vor Hypos ständig mit dem eigenen Diabetes zu beschäftigen und z. B. immer wieder den BZ zu testen. Das bringt nur kurzfristige Entlastung, während langfristig die Angst weiter ansteigen kann. Zu viel Vorsorge verschlimmert das Problem oft.

Eine bessere Strategie für Sie ist es, sich zu sagen: „Ich möchte mich damit abfinden, daß ich ab und zu eine Hypo haben werde. Da der Verlauf nie genau vorhersehbar ist, ist es ganz normal, davor etwas Angst zu haben. Aber da ein Leben ganz ohne Angst nicht möglich und aus vielen Gründen auch nicht erstrebenswert ist, besteht kein Grund, mich über diese Angst noch zusätzlich zu beunruhigen".

Eine Hypo ist wie fast alle anderen Ereignisse keine Katastrophe, zumal, wenn Sie wissen, wie sie entsteht, daß sie ab und zu kommen wird, und was Sie dann tun müssen. Die Auswirkungen einer Hypo sind meist schnell vorbei, manchmal können sie sich aber auch über Stunden erstrecken, z. B. in Form von Kopfschmerzen oder Abgeschlagenheit. Sie werden die Auswirkungen der Hypo aber nicht nur im Körper verspüren. Je nachdem, wie Sie sie gedanklich bewerten, werden Sie sich auch danach fühlen.

Viele Diabetiker sagen: „Wenn ich morgens eine Hypo habe, ist der Tag für mich gelaufen". Einerseits spüren sie die unangenehmen körperlichen Auswirkungen der Hypo, andererseits machen sie sich noch zusätzliche negative Gefühle darüber und verschlechtern so ihr Befinden noch mehr. Folgende Bewertungen verschlimmern die Auswirkungen einer Hypo:

1. „Schon wieder eine Hypo! Es hat alles keinen Zweck, ich schaffe nie eine gute Einstellung."

2. „Wenn mir das zu einer falschen Zeit passiert wäre! Das kann mir jederzeit wieder passieren, und dann bin ich hilflos. Ich habe Angst."

3. „Ich habe ein schweres Los. Davon werde ich mich erstmal erholen, wo ich sonst so wenig für mich beanspruche."

Denken Sie manchmal auch so? Dann wollen wir jetzt diese Gedanken wieder mit Hilfe der zwei Regeln überprüfen und schauen, ob es sich um hilfreiche Gedanken handelt.

„Schon wieder eine Hypo! Es hat alles keinen Zweck, ich schaffe nie eine gute Einstellung."

Entspricht es den Tatsachen, daß ich schon wieder eine Hypo habe, daß alles keinen Zweck hat und ich nie eine gute Einstellung haben werde?
Ja, es ist richtig, ich habe eine Hypo gehabt. Das ist normal. Es ist unangenehm, aber es gehört zu einer guten Einstellung dazu.

Hilft mir der Gedanke, mich so zu fühlen und zu verhalten, wie ich es möchte?
Nein, wenn ich so denke, bin ich des Kämpfens müde. Ich betrachte das Bemühen um eine gute Einstellung als ausweglos. Ich werde depressiv und tue nicht mehr, was möglich ist.

Hilfreicher ist folgender Gedanke:
„Schon wieder eine Hypo. Also bin ich noch ganz gut eingestellt. Ich versuche sie trotzdem zu vermeiden, aber ganz vermeiden kann ich sie nicht. Also gut vorsorgen für den Fall, daß eine kommt."

„Wenn mir das zu einer falschen Zeit passiert wäre! Das kann mir jederzeit wieder passieren, und dann bin ich hilflos. Ich habe Angst."

Entspricht es den Tatsachen, daß mir ein Hypo zu jeder Zeit passieren kann und ich dann vollkommen hilflos bin?
Ja, es kann mir jederzeit passieren, aber meistens weiß ich ja ungefähr wann. Und dann bin ich auch nicht vollkommen hilflos, wenn ich alles parat habe, was ich brauche.

Hilft mir der Gedanke, mich so zu fühlen und zu verhalten, wie ich es möchte?
Nein, wenn ich so denke, bekomme ich große Angst und vermeide es möglicherweise sogar vollkommen, aus dem Haus zu gehen. Ich werde mein Leben mehr einschränken, als es nötig ist, und mich stärker in Anspannung versetzen, als mir guttut.

Ein hilfreicher Gedanke wäre:
„Eine Hypo kann mir jederzeit passieren, aber meistens weiß ich

ja ungefähr wann. Daher muß ich aufpassen, daß ich immer alles parat habe und mein Partner und die Kollegen Bescheid wissen. Und wenn es ganz schlimm ist, werden sie schon einen Unfallwagen holen. Ich werde nicht daran sterben."

„Ich habe ein schweres Los. Davon werde ich mich erstmal erholen, wo ich sonst so wenig für mich beanspruche."

Entspricht dieser Gedanke den Tatsachen?
Nein, mir geht es so wie allen Diabetikern. Ich werde ab und zu mal eine Hypo haben. Deshalb muß ich mir nicht jedesmal freinehmen und mich von meinem Schreck erholen. Es gibt Menschen, die mit starken Schmerzen zur Arbeit gehen. Ich kann auch nach einer Hypo bald wieder meine Tätigkeit aufnehmen. Ich muß nicht warten, bis jede kleine Nachwirkung der Hypo und jede unangenehme Erinnerung wieder verschwunden sind.

Hilft mir der Gedanke, mich so fühlen und zu verhalten, wie ich mich fühlen und verhalten möchte?
Nein, wenn ich so denke, werde ich bald in Rente gehen müssen, weil von meiner Arbeitszeit nicht viel übrigbleibt.

Hilfreicher ist folgender Gedanke:
„Hypos sind unangenehm. Aber so schlimm ist es auch nicht. Wenn ich wieder klar bin, mache ich weiter. Ich will mich nicht auf meinem Diabetes ausruhen. Wenn es gar nicht geht, kann ich mich immer noch zurückziehen."

Die Überprüfung der Gedanken zeigt, daß wir auf Hypos weder mit Resignation noch mit Angst reagieren müssen. Es gibt Diabetiker, die selbst nach einer Bewußtlosigkeit bald wieder zur Tagesordnung übergehen, obwohl ich in diesem Fall gut verstehen kann, wenn man sich Zeit nimmt, um sich von dem Schrekken zu erholen.

Wann Sie sich besonders auf Hypos vorbereiten sollten

Im Auto sind Hypos eine besondere Gefahr. Etwa die Hälfte aller Diabetiker, die einen Unfall verursachen, sind wahrscheinlich unterzuckert. Deshalb sollten Sie Hypos im Auto in jedem Fall vermeiden und den BZ lieber etwas höher fahren. Wenn es trotzdem passiert, dann müssen Sie sofort anhalten, Traubenzucker essen und noch mindestens eine halbe Stunde warten, bis Ihr Kopf wieder völlig klar ist. Solange können die Konzentrations- und Wahrnehmungsstörungen noch anhalten!

Werden Sie häufig von Hypos überrascht?

Ist es für Sie schwer, Unterzuckerungen rechtzeitig zu bemerken und zu vermeiden, weil die Warnsymptome sehr spät kommen oder ganz fehlen? Dann fühlen Sie sich wahrscheinlich gegenüber den Hypos sehr hilflos und haben große Angst vor ihnen. Sie haben möglicherweise in der Vergangenheit versucht, sich ganz besonders intensiv um Ihren Stoffwechsel zu kümmern, haben jedoch resigniert, da Sie dadurch die Hypos nicht vermeiden konnten. Vielleicht hat Ihnen Ihr Arzt auch noch Vorwürfe gemacht, die dazu beigetragen haben, daß Sie noch mehr verunsichert sind. Geben Sie Ihren Mut nicht auf. Sie können lernen, besser auf die Hypos vorbereitet zu sein.

Was Sie tun können, um von Ihren Hypos weniger häufig überrascht zu werden

1. Sie können versuchen, die körperlichen Ursachen dieser Wahrnehmungsschwäche zu beeinflussen oder zumindest genauer über sie Bescheid zu wissen. Bei einer sehr strengen Stoffwechseleinstellung (meist mit vielen leichten Unterzuckerungen) sackt die Wahrnehmungssschwelle für Hypos ab. Außer in der Schwangerschaft, in der eine möglichst gute Einstellung wichtig ist – da sollte man nicht Autofahren – besteht

kein Anlaß für eine solche Stoffwechselführung. Das Risiko für Folgeerkrankungen wird dadurch nicht gesenkt, es steigt allein das Risiko für schwere Hypos.

Wenn Sie sich entschließen, diesen gefährlichen Kurs aufzugeben, höhere BZ–Zielwerte anzusteuern und Hypos weitgehend zu vermeiden, haben Sie eine Chance, Hypos bald wieder besser zu bemerken. Schwer zu ändern ist es, wenn die Wahrnehmung nach langer Diabetesdauer schwächer wird, aber manchmal gelingt es, durch genaue Beobachtung der verbliebenen schwachen Anzeichen (z.B. in einem Hypo–Wahrnehmungstraining) wieder sensibler zu werden in der Wahrnehmung.

2. Wenn Sie die körperlichen Bedingungen nicht verändern können, so können Sie die Hypo–Risiken dadurch verringern, daß Sie den BZ insgesamt etwas höher einstellen. Anstatt den „Traumbereich" 70–140 mg/dl anzusteuern, können Sie sich auf Werte zwischen 100 und 160 mg/dl einstellen. Das bedeutet, daß Sie bereits dann KH zuführen, wenn der BZ unter 100 sinkt. Häufigere BZ–Tests helfen manchmal bei Hypo–Angst, sie können das Problem aber langfristig auch verschärfen (vgl. das Kapitel 12).

Was Sie an Vorsorgemaßnahmen für eine Hypo treffen können

Wenn Sie den Umstand, daß Sie Hypos haben werden, als Tatsache anerkennen, so folgt daraus, daß Sie Vorsorgemaßnahmen treffen für den Fall, daß sie eintreten. Je besser Sie vorhersehen können, was passieren wird, umso weniger Angst werden Sie haben. Zur Vorsorge gehören

1) Maßnahmen, selbst eine Hypo schnell zu erkennen und dann richtig zu reagieren, und

2) Maßnahmen, die andere Menschen in die Lage versetzen, Ih-

nen zu helfen, wenn Sie selbst dazu nicht mehr in der Lage sind.

ad 1) Um eine Hypo erkennen zu lernen, müssen Sie sie erleben. Einige Institutionen, die parallel zur Diabetes–Einstellung eine gute Schulung machen, lassen den Diabetiker deshalb mit seinem Einverständnis kontrolliert eine Hypo erleben. Aus Büchern kann er nämlich nicht erfahren, wie sein Körper in einer Hypo reagiert. Um keine eingebildeten Symptome zu erfassen, wird dabei in kurzen Abständen der BZ getestet, ohne dem Diabetiker die Ergebnisse mitzuteilen. So kann er ohne störende Einflüsse die Symptome erleben.

Mit der Zeit lernt man, welche Veränderungen auf eine Hypo hinweisen, und wie schnell der BZ absackt. Trotzdem sollte man ab und zu nach Hypos routinemäßig den BZ testen, weil sich die Anzeichen für eine Hypo im Laufe der Zeit verändern. Ich bin ganz froh, wenn ich ab und zu eine Hypo bemerke oder beim Testen feststelle, weil ich dann prüfen kann, welche Symptome im Moment eine Hypo anzeigen. Treten Hypos zu selten auf, so besteht viel eher die Gefahr, sie wegen mangelnder Aufmerksamkeit nicht zu bemerken. Wenn ich die Anzeichen einer Hypo gut kenne, kann ich dazu übergehen, erst Traubenzucker zu essen und evtl. dann noch zu testen. Denn so schnell steigt der BZ nicht, daß ein niedriger Wert dann nicht mehr feststellbar wäre.

Manchmal reicht es aus, in einer Hypo ein Stück Obst zu essen; ansonsten zieht man die Traubenzucker–Notbremse. Aber warum soll man überhaupt etwas riskieren und aus Ehrgeiz Traubenzucker vermeiden? Ich hatte anfangs sehr viel Widerstand, etwas zu essen, was doch eigentlich verboten war, weil ich dachte, dadurch würde der BZ zu hoch ansteigen. Aber BZ–Tests haben mich belehrt, daß diese Sorge unbegründet war. Auch Ideen, daß ich versage, wenn ich eine Hypo nicht ohne Zucker überstehe, habe ich als falsch und schädlich erkannt. Sie sollten eine Hypo nicht mit einer Mutprobe verwechseln. Heute gehe ich bei Hypos viel öfter mit Traubenzucker auf Nummer Sicher, und ich nehme dann auch die 5 Täfelchen, die heute meist empfohlen werden (das sind 2 BE).

In einer Hypo sollten Sie keine fetthaltigen Süßigkeiten wie Schokolade oder Schokoriegel essen, weil Fett die Zuckerresorption hemmt. Ich war bei einer Hypo, nachdem man mir eine ganze Tafel Schokolade in den Mund geschoben hatte, noch eine Stunde lang völlig verwirrt! Kein Diabetiker sollte heute noch auf eine Hypo warten, um endlich wieder seine geliebte Süßigkeit essen zu dürfen. Süßigkeiten kann man berechnen und mit Normalinsulin abdecken. Wer das nicht beherrscht, kann Süßigkeiten auch in Verbindung mit Sport und körperlicher Aktivität zu sich nehmen, da braucht der Körper schnelle Kohlenhydrate.

Traubenzucker sollte also immer in Ihrer Reichweite sein. Unterwegs gehört Traubenzucker in die Tasche eines Kleidungsstücks, das Sie nicht ablegen, oder in die Tasche, die Sie bei sich führen. Zu Hause sollten Sie an verschiedenen Stellen Traubenzucker liegen haben, um nicht erst im Zustand einer Hypo verwirrt danach suchen zu müssen. Für viele Diabetiker ist ein solcher Umgang mit Hypos selbstverständlich geworden, und die Angst spielt dabei nur noch eine untergeordnete Rolle.

Ein spezielles Problem ist die Angst vor nächtlichen Hypoglykämien. Auch sie sind natürlich nicht 100%ig zu vermeiden. Ihr Ziel sollte es sein, eine Umgangsform mit diesem Problem zu finden, die es Ihnen ermöglicht, einzuschlafen, den nötigen Schlaf zu bekommen und nachts (d.h. auch morgens) nicht mit einem allzuhohen BZ Wert aufzuwachen.

Grundlage hierfür ist wiederum das Wissen darüber, wie der Blutzuckerspiegel nachts verläuft. Haben Sie den Verdacht, nachts Hypos zu haben, so sollten Sie beim Zubettgehen und um ca. 3.00 Uhr den BZ testen. Fällt der BZ zwischen diesen Zeitpunkten zu sehr ab, so sollten Sie zur Spätmahlzeit mehr essen oder weniger Verzögerungsinsulin für die Nacht spritzen. In jedem Fall gehört ausgepackter Traubenzucker in die Griffweite Ihres Bettes. Wenn Sie allein leben, so sind gerade die nächtlichen Hypos besonders bedrohlich. Wenn Sie viel Angst vor Hypos haben, empfiehlt es sich für Sie, evtl. eine Absprache mit Nachbarn zu treffen, morgens mal kurz hereinzuschauen.

ad 2) Damit andere Ihnen im Notfall helfen können, müssen Sie sie informieren. Wie Sie sie informieren, hängt davon ab, wie gut Sie sie kennen und wie Sie zu Ihrem Diabetes stehen. Zur Information von Fremden empfiehlt es sich, Erkennungsmerkmale bei sich zu haben, die auf den Diabetes hinweisen: Diabetikerausweis, SOS–Kapsel, Diabetiker–Tagebuch. Der Hinweis muß natürlich leicht zu finden sein, am besten hat man mehrere an verschiedenen Stellen.

Die meisten Hinweise enthalten Empfehlungen, was bei einer Hypo getan werden muß. Für die Arbeitsstelle wäre es riskant, nur solche Hinweise bei sich zu tragen. Hier müssen Sie möglichst mehrere Kollegen über Ihren Diabetes informieren und ihnen erklären, was sie im Falle einer Hypo tun sollen: Sie auf Hypo–Zeichen hinweisen, Traubenzucker geben bzw. bei Bewußtlosigkeit in die Backentasche schieben und einen Notarzt informieren. Hier zeigt sich, wie wichtig eine offene, ernsthafte und sachlich richtige Information ist. Partner können zusätzlich lernen, im Falle der Bewußtlosigkeit Glukagon zu spritzen. Je besser die Möglichkeiten der Selbsthilfe, umso unabhängiger sind Sie im Notfall von Experten, die erst geholt werden müssen.

Leben Sie mit einem Partner zusammen, kommt dieser wahrscheinlich häufiger in die Situation (Freizeit, Wochenende, Urlaub), Sie auf Hypos hinzuweisen, wenn Sie sie evtl. noch nicht bemerken. Bei vielen Paaren führt dies häufig zu Streit, weil der Diabetiker in der Hypo oft auch aggressiv wird. Er kann nichts dafür, es ist eine Überforderungsreaktion. Anfangs hat es mir meine Frau gesagt, wenn sie eine Hypo bei mir zu bemerken glaubte. Sie hat dann bald nichts mehr gesagt, nachdem ich oft ärgerlich geworden war und erst recht keinen Traubenzucker genommen hatte. In schwereren Fällen gelang es ihr nach einem weiteren Absinken des BZ mir doch Kohlenhydrate in den Mund zu schieben. Ich reagierte deshalb so ärgerlich, weil ich es nicht leiden konnte, wenn jemand meinte, mich besser zu kennen als ich mich selbst. Aber nachdem das ein paarmal zu unangenehmen Hypos geführt hatte, habe ich gelernt, diese Warnungen besser anzunehmen. Vielleicht hat auch eine Rolle gespielt, daß meine Frau im Laufe der Zeit nicht mehr so aufgeregt war und mir einfach ohne viel Aufhebens etwas Süßes zuschob.

Zwischen Partnern kann es bei der Kontrolle von Hypos (und beim Diabetes allgemein) zu vielfältigen Spannungen und Verständnisschwierigkeiten kommen (vgl. Kapitel 13). Ich erinnere mich an eine Situation, in der ich ziemlich sicher war, hypoglykämisch zu sein, und schon deutlich verwirrt war. Ich wartete nur noch darauf, daß meine Frau mich auf die Hypo hinwies, da ich in meiner Verwirrtheit meinte, nur dies beweise, daß ich wirklich unterzuckert bin. In der Hypo kann das Denken seinen Zusammenhang verlieren. Meine Frau hatte es wohl bemerkt, sagte aber nichts, weil sie meinen Ärger fürchtete. (Am Ende reagierte ich selbst, aber das war schon ziemlich spät). Partner müssen gemeinsam jeweils ihre Möglichkeiten für diese Situation besprechen und erproben. Dazu kann z. B. gehören, eine Ansprechform zu vereinbaren, die der Diabetiker schnell annehmen kann.

Für einen ängstlichen Menschen, der immer ganz sichergehen will, ist es besonders schwierig, sich auf die Hilfe anderer zu verlassen und darauf zu vertrauen, daß ihm im Notfall geholfen wird. Er spannt evtl. seinen Partner ein, alles genau zu beobachten und immer in der Nähe zu sein, aber das reduziert die Angst oft nicht. Dieser Diabetiker muß oft mit psychotherapeutischer Hilfe Schritt für Schritt lernen, die eigene Angst zu verringern.

Nutzen Sie Ihre Vorstellungskraft, um Ihre Angst weiter abzubauen

Im Normalfall sollten Sie selbst Ihre Hypos bemerken und angemessen reagieren. Aber Sie können nicht garantieren, daß Ihnen dies immer gelingen wird. Deshalb sind Sie manchmal auf die Mithilfe anderer angewiesen, von denen nicht klar ist, ob sie immer richtig reagieren. Haben Sie trotz aller Vorsorgemaßnahmen immer noch Angst, dann hilft manchmal eine Vorstellungsübung wie die folgende.

Entspannen Sie sich zunächst und schließen Sie die Augen. Dann stellen Sie sich so genau wie nur möglich eine Situation vor, in der Sie eine Unterzuckerung haben und sich nicht mehr alleine helfen können. Stellen Sie sich vor, wie es abläuft, wenn die anderen sachkundig, schnell und sicher helfen, weil Sie sie informiert haben. Wiederholen Sie diese Vorstellungsübung so lange, bis Sie eine Verringerung der Angst spüren.

Wenn Sie Angst vor Spritzen haben

Am Anfang ist das Spritzen für viele Diabetiker ziemlich unangenehm. Sich zu spritzen ist keine angenehme Sache, und wir haben alle von klein auf gelernt, daß dies mit Schmerzen verbunden ist. Und das sollen wir nun selber tun, am besten noch mehrere Male jeden Tag!? Fast alle Diabetiker gewöhnen sich bald daran, und nach 1 – 2 Jahren ist das Spritzen meist kein Thema mehr. Bei Umfragen nach den Belastungen des Diabetes landet das Spritzen nach einigen Diabetesjahren auf einem der letzten Plätze. Die Blutentnahme zur Selbstkontrolle ist für viele unangenehmer.

Vielleicht gehören Sie zu denjeingen, die sich nur sehr schwer an das Spritzen gewöhnen. Sie versuchten deshalb vielleicht nach den ersten fehlgeschlagenen Anläufen solange wie möglich mit zwei oder sogar nur einer Spritze auszukommen. Das hat Nachteile. Wenn Sie ein Typ–I–Diabetiker sind und gute BZ Werte möchten, müssen Sie, wenn Sie nur ein– oder zweimal spritzen, immer eine starre und unnatürliche Abfolge von Mahlzeiten und körperlicher Bewegung zu bestimmten Zeiten einhalten. Vielleicht besorgten Sie sich auch ein Gerät, was den Einstich automatisch vollzieht oder einen Jet–Injektor, der das Insulin ohne Kanüle in die Haut schießt. Da solche Geräte Nachteile haben – sehr teuer, groß, veränderte Insulinwirkung, vor allem: die Angst vor Spritzen wird evtl. noch stärker – möchte ich Ihnen empfehlen, lieber Ihre Angst vor Spritzen abzubauen, um sich nicht von solchen Geräten abhängig zu machen. Nur bei kleinen Kindern mit starker Spritzenangst könnte ein Jet–Injektor u. U. hilfreich sein.

Wie kommt es, daß Sie Ihre Angst vor Spritzen nicht überwinden?

Die Gewöhnung an den Schmerz ist kein automatischer Vorgang, sondern immer davon abhängig, wie Sie über den Schmerz denken. Wenn Sie sich z .B. sagen: „Es muß leider sein, es gibt Schlimmeres, ruhig bleiben!", sind Sie auf dem Weg der Gewöhnung. Sie werden dann so lange herumprobieren, bis Sie eine möglichst schmerzarme Injektionsform für sich gefunden haben (dünne, scharfe Kanüle, geeignete Körperregionen).

Mit der immer gelasseneren Haltung dem Schmerz gegenüber ist dieser dann nur noch selten spürbar. Es ist dann ziemlich unwichtig, wie Sie es genau machen, entscheidend ist, wie Sie es selbst am besten aushalten. (Es sollte immer eine Stelle mit genügend Unterhautfettgewebe sein, in die Sie senkrecht oder bis zu einem Winkel von 45 Grad einstechen.) In der Bauchregion ist es für viele am wenigsten schmerzhaft. Dort wirkt das Insulin auch am schnellsten. Am Anfang helfen sich manche damit, eine Hautfalte fest zusammenzudrücken und sich mit dem selbsterzeugten Druckschmerz vom Schmerz des Einstichs abzulenken. Es kostet jedoch weniger Energie und Anstrengung, wenn man das nicht mehr braucht.

Schmerz ist ein sehr individuelles Geschehen, das durch seelische Vorgänge stark beeinflußbar ist. Fast jeder hat schon einmal erfahren, daß er einen Schmerz nicht spürte, weil er gerade auf etwas anderes konzentriert war. Wenn man z. B. nicht merkt, daß man sich verletzt hat, kommt der Schmerz manchmal viel später, und man erschrickt dann geradezu über eine Wunde, die man entdeckt.

Menschen mit Spritzenangst kennen diesen Zusammenhang

zwischen Schmerz und seelischen Vorgängen oft nicht oder sie glauben, bei ihnen sei das anders, nämlich so, daß der Schmerz bei einer bestimmten Verletzung (Spritze) automatisch immer auf dieselbe (schlimme) Weise eintrete. Weil sie sich sehr auf das Schmerzereignis konzentrieren und sich dabei meist verspannen, können sie auch tatsächlich keine Unterschiede in ihrem Schmerz wahrnehmen. Der Schmerz wird damit zu einer sich selbst erfüllenden Prophezeiung. Wenn Sie sich den Umgang mit Spritzen erleichtern wollen, ist es deshalb für Sie wichtig, Unterschiede im Schmerzerleben zu spüren und erfahren zu können.

Wie Sie Ihren Schmerz beeinflussen können

1. Entspannen Sie sich, ehe Sie spritzen. Es gibt eine leicht zu erlernende, aber sehr wirksame Atemübung, mit der Sie sich vor dem Spritzen entspannen können. Diese geht so:

   Entspannungsanweisung

   Atmen Sie etwas tiefer ein, als Sie das gewöhnlich tun. Dann atmen Sie in einer Bewegung gleich wieder aus. Wenn Sie ausgeatmet haben, halten Sie Ihren Atem für einige Sekunden an. Finden Sie selbst heraus, welche Zeit für Sie am angenehmsten ist. Zählen Sie in Gedanken die Sekunden.
   Nachdem Sie den Atem angehalten haben, atmen Sie wieder ein, atmen in einer Bewegung wieder aus, ohne den Atem anzuhalten, und halten ihn dann für einige Sekunden an.
   Wiederholen Sie diese Atemübung für 2 bis 3 Minuten bzw. solange, bis Sie deutlich entspannter und ruhiger sind.

   Wenn Sie entspannt sind, dann spritzen Sie sich. Lassen Sie den Schmerz auf sich zukommen und versuchen Sie, ihn in seiner Art und Stärke genau zu spüren. Versuchen Sie eine Skala von 1 bis 10 zu erstellen. 1 bedeutet dabei überhaupt keinen Schmerz und 10 größter vorstellbarer Schmerz. Beobachten Sie wie in einem Experiment, wo Sie den Schmerz auf der Skala ansiedeln können. Sie können dabei probeweise die Nadel auch einmal weniger tief einstecken, um genau zu spüren, was eigentlich wie stark schmerzt.

2. Korrigieren Sie Ihre Vorstellung, was bei der Injektion passiert. Manche Menschen mit Spritzenangst haben eine falsche Vorstellung darüber, was bei einer Injektion passiert (für diesen Hinweis danke ich Martin Junghöfer): Sie denken, die Injektion verletze das Gewebe sehr. In Wirklichkeit findet die Nadel leicht einen Weg zwischen den Fettzellen hindurch, ohne viel Schaden anzurichten. Deshalb schließt sich die Einstichstelle meist ohne weitere Probleme wieder. Wenn Sie dabei daran denken, daß dies (bisher) der einzige und daher richtige Weg ist, sich das lebenserhaltende Insulin zuzuführen, tritt das Positive daran noch mehr in den Vordergrund. Es macht dann auch Sinn, daß es das Beste ist, diese Zuführung gleich wieder zu unterbrechen, damit sich das kleine Loch schnell wieder schließen kann. Mit einem Insulinkatheter, wie sie bei Spritzenangst manchmal empfohlen werden, tun Sie Ihrem Körper keinen Gefallen.

   Durch Verletzung kleiner Äderchen kann beim Einstich ein Tropfen Blut austreten (manchmal sogar eine kleine Fontäne!) oder es kann zu einem Bluterguß kommen. Das sind jedoch harmlose Verletzungen ohne Konsequenzen, außer daß Sie ab und zu mal einen unschönen blauen Flecken haben. Eine Injektion in ein Blutgefäß ist bei normaler subkutaner Injektion nicht möglich, so daß eine Veränderung der Insulinwirkung bei Blutaustritt nicht zu befürchten ist.

3. Korrigieren Sie die folgenden Gedanken, wenn sie Ihnen vertraut sind.

   „Ich kann Schmerzen nicht aushalten und muß sie unbedingt vermeiden."

   Wir lernen schon als Kinder, daß wir immer wieder Schmerzen erdulden und Anstrengungen aushalten müssen, um wichtige

Ziele zu erreichen. Wer das nicht akzeptiert, wird sich keines langen Lebens erfreuen können, da er jede notwendige Behandlung, die schmerzhaft ist, ablehnen würde. Der Schmerz als eine kurzfristige körperlich–seelische Reaktion sollte nicht der einzige Maßstab sein, über das Handeln zu entscheiden, wenn man lange leben, gesund bleiben und zufrieden leben will. Der Mensch hat den Tieren das planvolle Denken voraus, und dies zeigt oft, daß ein Schmerz heute für morgen oder für lange Zeit sehr viel Nutzen bringen kann. Nur darum konnten Menschen überleben.

„Ich muß mich schnell an den Schmerz gewöhnen, sonst kann ich es nicht aushalten."

Es erfordert einige Übung und viel Training, bis Sie die Schmerzen beim Einstich nur noch wenig spüren. Wenn Sie nach einigen fruchtlosen Versuchen gleich die Flinte ins Korn werfen, kommen Sie nicht an den Punkt, an dem Sie sich ohne Probleme spritzen können. Selbst im Umgang mit Spritzen erfahrene Diabetiker verspüren gelegentlich einen kleinen Schmerz (z. B. wenn sie aus Versehen eine stumpfe Nadel erwischen). „Nur nicht aufregen", ist dann die beste Devise. Wenn Sie einen solchen Schmerz zum Anlaß nehmen, sich für die nächste Spritze den gleichen Schmerz vorherzusagen, starten Sie Ihre Angst vor Spritzen von neuem. Für jede Gewöhnung müssen Sie sich Zeit nehmen und Rückfälle einkalkulieren; mit Gewalt geht es nicht.

Kapitel 12
Wenn Sie zwanghaft mit Ihrem Diabetes umgehen

Wenn Sie mit Ihrem Diabetes gut leben wollen, dann müssen Sie Tag für Tag vieles kontrollieren: den BZ, die Ernährung, die körperliche Aktivität, die Zeit. Auch ist es empfehlenswert, daß Sie bei bestimmten Handlungen auf die Einhaltung einer bestimmten Reihenfolge achten z.B. „Testen – Spritzen – Spritz–Eß–Abstand – Essen".

Je nach Ihrer Persönlichkeit können diese Kontrollen und die Einhaltung bestimmter Abläufe zwanghaft werden, d.h. Sie führen die Kontrollen dann nicht mehr durch, weil sie Ihnen sinnvoll und wichtig erscheinen, sondern Sie „müssen" diese ausführen. Sie haben eine große Angst, daß etwas Schlimmes passieren könnte, wenn Sie die Kontrollen nicht durchführen oder etwas in der Reihenfolge ändern, wie Sie testen. Bei dem Gedanken, eine Kontrolle verpassen zu können oder etwas nicht in der korrekten Reihenfolge durchzuführen, geraten Sie in Panik. Auch ist es so, daß Sie mehr Kontrollen durchführen als notwendig. Sie testen dann vielleicht 20 und mehr Male am Tag Ihren BZ, ohne daß Sie die häufigen Kontrollen entlasten. Kurze Zeit nach einem Test verspüren Sie wieder die Angst, Ihr BZ könnte sich verändert haben, und fühlen sich gezwungen, einen weiteren Test durchzuführen.

Neben diesen zwanghaften Kontrollen können Sie auch zwanghaft bestrebt sein, Ihren BZ ständig so niedrig wie möglich zu halten. Sie testen Ihren BZ sehr häufig, um ihn sofort nach unten korrigieren zu können, sei es durch Auslassen von Nahrung, durch körperliche Aktivität oder Insulin. Weil dadurch Ihre Wahrnehmung für Unterzuckerungen meist absinkt, sind Sie gefährdet, und aufgrund Ihrer niedrigen Werte sind Sie in Ihrer Leistungsfähigkeit eingeschränkt. Sie haben vermutlich keinen Leidensdruck, weil Sie sich durch das ständige Senken Ihres BZ sicherer vor Folgeerkrankungen fühlen, weil Sie stolz sind auf Ihre niedrigen Werte und weil sich Ihr Körper an die niedrigen BZ-Spiegel gewöhnt.

Eine Patientin von mir behielt ihre niedrigen Werte bei, obwohl sie innerhalb von zwei Jahren 10 schwere Unterzuckerungen mit Bewußtlosigkeit erlitt. Ihre Angst vor Folgeerkrankungen war viel größer.

Wenn Sie Ihren BZ möglichst niedrig halten wollen, dann sträuben Sie sich vermutlich auch, in einer Unterzuckerung Traubenzucker oder andere schnelle KH zu sich zu nehmen. Bedenken Sie in diesem Fall, daß Ihr BZ nach Traubenzuckereinnahme nicht ins Unermeßliche steigt, und daß der schnelle Anstieg Ihres BZ genau das ist, was Sie dann brauchen, um schnell wieder fit zu sein.

Eine andere Form zwanghaften Verhaltens sind die Zwangsgedanken. Eine harmlose Form solcher Gedanken ist der Ohrwurm, ein Lied oder ein Text also, der Ihnen immer wieder im Kopf herumgeht und der Sie quasi nicht mehr losläßt. Wenn Sie jedoch unter Zwangsgedanken leiden, dann müssen Sie immer wieder an bestimmte Dinge denken. Sie machen sich dann z. B. ständig Gedanken um Ihren BZ, ob dieser zu hoch oder zu niedrig ist. Ihre Gedanken kreisen unentwegt, von morgens vor dem Aufstehen bis abends vor dem Einschlafen, immer wieder nur um das eine Thema: „Wie sieht mein BZ aus?" oder „Was, wenn ich Folgeerkrankungen bekomme?", „Was ist, wenn ich jetzt eine Hyperglykämie habe/bekomme?" Diese Gedanken lassen Sie nicht mehr los. Sie müssen sich quasi pausenlos mit ihnen beschäftigen, ohne daß Sie darauf eine Antwort finden, die Sie beruhigt.

Gehen Sie mit Ihrem Diabetes zwanghaft um?

Sie können selbst prüfen, inwieweit Sie in bezug auf Ihren Diabetes unter Zwangsgedanken und –handlungen leiden, wenn Sie sich folgende Fragen beantworten:

1. Denke ich häufig mit Sorgen an meinen BZ und wie stark belastet mich das?
2. Wie oft teste ich (bis zu 4–6 x ist in Ordnung)?
3. Liegt mein BZ–Wert, den ich anstrebe, bei 100 mg/dl oder etwas darüber (das sollte er)?
4. Werde ich schon bei einmaligen Werten sehr unruhig, die eigentlich unproblematisch sind (z. B. zwischen 80 und 200)?
5. Esse ich in einer Hypo schnell genug Traubenzucker?
6. Teste ich, um über eine geplante Handlung entscheiden zu können, oder nur, um mich zu beruhigen?
7. Wie häufig glaube ich Handlungen unbedingt in genau derselben Art und Reihenfolge durchführen zu müssen? Werde ich sehr unruhig und ängstlich, wenn ich es dann anders mache, weil mich etwas an der „korrekten“ Durchführung hindert?

Wenn Sie nur unter sehr leichten Zwangsgedanken und –handlungen leiden, die Sie nur leicht stören und behindern, dann können Sie selbst versuchen, sich von diesen zu befreien.

Probieren Sie aus, wie groß Ihre Handlungsfreiheit in diesen Problemzonen noch ist. Was passiert, wenn Sie etwas ganz anderes als sonst machen? Führt es zu großer Angst, die noch zunimmt, wenn Sie den Versuch fortsetzen? Oder können Sie sich an die Angst gewöhnen, so daß sie abnimmt? Können Sie eine überhöhte Testhäufigkeit normalisieren? Können Sie sich daran gewöhnen, in Hypos grundsätzlich Traubenzucker zu nehmen?

Wenn Sie den Eindruck gewinnen, daß Sie sich in Ihrem Verhalten stark eingeengt haben und daß Sie sich damit nicht wohl fühlen, ist es gut, mit anderen darüber zu sprechen (in der Schulungsstation, in der Selbsthilfegruppe). Vielleicht gelingt es Ihnen, mit Rat und Unterstützung von anderen etwas zu verändern.

Wann Sie Hilfe bei einem Psychotherapeuten suchen sollten

Wenn Sie unter schweren Zwangsgedanken und –handlungen leiden, dann sollten Sie sich an einen Psychotherapeuten wenden. Dieser kann Ihnen helfen, Ihre lebensfeindlichen und die Qualität Ihres Lebens einschränkenden Gedanken und Handlungen zu überwinden. Olaf ist ein solcher Fall.

Olaf, 45 Jahre alt, Typ–II–Diabetiker, hatte vor 7 Jahren zum ersten Mal erhöhte BZ–Werte. Seitdem ist er nicht mehr zur Ruhe gekommen. Er ging immer wieder zu Ärzten und bat sie um Medikamente, um seinen BZ zu senken, der fast immer normal war. Als er die Selbstkontrolle kennenlernte, hatte er seine Teststreifen immer in wenigen Tagen verbraucht. Wenn der BZ beim Arzt 5 mg/dl höher war als beim letzten Mal, glaubte er stets, daß nun der Tag gekommen sei, an dem es mit ihm rapide abwärts und mit dem BZ aufwärts ginge. Die Wochenenden waren eine Qual für ihn, weil er seine sorgenvollen und grübelnden Gedanken nicht abstellen konnte. Ständig kamen ihm neue Befürchtungen, die er sofort mit vielen Experten am Telefon abzuklären versuchte, auch an Feiertagen. Seine sonstigen Kontakte und Aktivitäten gingen gegen Null, seine Arbeitstätigkeit konnte er nur noch mit Mühe aufrechterhalten. Als er insulinbedürftig wurde, hat er sofort die ICT gelernt. Als 2 x der Wert vor dem Abendbrot erhöht war, führte er sofort eine dritte Dosis Verzögerungsinsulin um 15 Uhr ein. Er hat meistens Werte unter 100 mg/dl. Unterzuckerungen bemerkt er so gut, daß er sie nicht fürchtet.

Durch die zunehmende Verschlechterung von Olafs körperlicher und psychischer Verfassung muß er sich immer häufiger in ambulante und stationäre Behandlung begeben. Olaf kann nur eine Psychotherapie helfen, in der er lernt, sich den Dingen zuzuwenden, vor denen er eigentlich Angst hat, damit die diabetesbezogene Angst, die die anderen Ängste verdeckt, überflüssig werden kann.

Kapitel 13
Probleme in der Partnerschaft

In jeder Partnerschaft treten Probleme auf, da alle Menschen Eigenheiten haben, die zu Konflikten mit anderen Menschen führen können. Diabetes ist eine solche Eigenheit. Diabetiker haben jedoch keine typischen oder besonders häufigen Probleme mit ihrem Partner. In diesem Kapitel möchte ich auf allgemeine psychologische Probleme eingehen, die der Diabetes für eine Partnerschaft bringen kann. Für spezielle Probleme, wie z.B. Schwangerschaft, erhalten Sie in einer Diabetikerschulung Rat und Hilfe.

Wie sich der Diabetes auf eine Partnerschaft auswirkt, hängt von vielen Bedingungen ab, vor allem vom Zeitpunkt seines Auftretens. Wer als Kind Diabetes bekam, dessen Persönlichkeit wurde durch den Diabetes mitgeprägt, wenngleich es keine „typische Diabetikerpersönlichkeit" gibt.

Wenn Diabetes vor der Partnerschaft auftritt

Wer einen Diabetiker zum Partner wählt, beginnt die Partnerschaft unter ganz anderen Bedingungen als jemand, dessen Partner später erkrankt. Der Diabetes bedeutet für eine Partnerschaft umso weniger ein Risiko, je mehr beide Partner Zeit haben, sich auf den Diabetes einzustellen und ihn in ihr gemeinsames Leben einzubeziehen. Besteht der Diabetes vor der Partnerschaft, ist das für beide oft leichter. Der Partner weiß, worauf er sich mit dem an Diabetes erkrankten Partner einläßt, erfährt, was es bedeutet, Diabetes zu haben, lernt, wie Unterzuckerungen ablaufen und wie er dabei helfen kann, kennt die Sorgen und Ängste des Diabetikers und weiß, welche Folgeerkrankungen eintreten können. Wer so auf den Diabetes vorbereitet ist, lernt, den Diabetes und damit verbundene Einschränkungen und Belastungen als gemeinsame Aufgabe zu planen und zu bewältigen.

Wenn Diabetes während einer Partnerschaft auftritt

Tritt der Diabetes auf, wenn bereits eine feste Beziehung besteht, dann müssen beide erst noch lernen, mit dieser Behinderung zu leben und sie zu bewältigen. Ob und in welcher Form sich eine solche Behinderung auf die Partnerschaft auswirkt, hängt davon ab, wie gut sich beide verstehen und wie gut beide in der Lage sind, mit belastenden Ereignissen umzugehen. Oft intensiviert sich die Beziehung durch die Sorgen, die sich der nichtdiabetische Partner nun macht, und es besteht dann für beide die Aufgabe, gemeinsam ein neues Gleichgewicht in der Beziehung zu finden, das den Diabetes angemessen einbezieht. Wer bei einer späten Erkrankung an Typ–I–Diabetes einen Partner sucht, hat meist Erfahrungen aus vorherigen Beziehungen ohne den Diabetes. Wenn er oder sie durch den Diabetes nicht völlig verunsichert ist, helfen diese Erfahrungen oft, eine neue Beziehung mit mehr Erfolg aufzubauen.

Beim Typ–II–Diabetes, der am häufigsten nach dem 60. Lebensjahr auftritt, leben beide Partner meist in einer ganz anderen Situation. Sie sind kurz vor dem Ruhestand, die Kinder sind erwachsen und die Lebenspläne sind mehr oder weniger verwirklicht. Hier ist der Diabetes oft nur eine der gesundheitlichen Einschränkungen, die beide Partner betreffen, und die daher nicht besonders hervortritt. Hinzukommt, daß die Einschränkungen durch diesen Diabetes meist keinen radikalen Wandel notwendig erscheinen lassen (obwohl er bezogen auf die körperliche Gesundheit oft gut wäre) und daß man mit dem Diabetes auch lokker umgehen kann, weil er keine spürbaren Konsequenzen hat.

Das Auftreten des Diabetes kann bei Diabetikern zu einer Reihe von Ängsten, die in Verbindung mit der Partnerschaft stehen, führen. Häufige Gedanken sind: „Wie wird er (der Partner) meinen Diabetes verkraften?", „Werde ich für ihn liebenswert bleiben?", „Muß ich mich besonders anstrengen, damit er mich nicht verläßt?", „Wird er nun ständig um mich herum sein wollen und mich umsorgen?", „Wie wird er sich dazu stellen, daß es mit unserem zweiten Kind nun viel schwieriger werden wird?", „Wie wird meine Frau auf die beruflich notwendige Umschulung reagieren?"

Diese Bedenken und Ängste können dazu führen, daß ein Diabetiker seine Erkrankung vor dem Partner zu verheimlichen versucht. In einer Gesprächsrunde erzählte mir eine 45-jährige Diabetikerin, daß sie ihren Diabetes (sie spritzt Insulin) seit 10 Jahren vor ihrer Familie geheimhalte. Sie lebte in der ständigen Angst, ihre Familie könnte herausfinden, daß sie Diabetes habe, und würde sie dann verlassen. Sie war so von ihrer Minderwertigkeit als Diabetikerin und von der negativen Reaktion ihres Mannes überzeugt, daß sie nicht den Mut zur Offenheit fand.

Woran es liegen kann, daß Ihr Partner Probleme mit Ihrem Diabetes hat

1. Es ist völlig normal, wenn Ihr Partner auf die Diagnose Diabetes erst einmal mit Unsicherheit und mehr oder weniger begründeten Ängsten reagiert. Viele Ängste und Sorgen Ihres Partners können Sie alleine schon dadurch mindern, daß Sie ihm genau erklären, was es bedeutet, Diabetes zu haben und welche Einschränkungen und gesundheitlichen Risiken damit verbunden sind. Informieren Sie ihn also umfassend über den Diabetes. So vermeiden Sie, daß sich Ihr Partner übertrieben negative Gedanken macht, die es ihm schwermachen, mit Ihrem Diabetes zu leben. Sie können Ihren Partner auch bitten, sich bei Ärzten oder über Literatur zu informieren oder einmal zur Schulungsstation mitzukommen. Je besser Ihr Partner informiert ist, umso größer ist die Chance, daß er mit Ihnen und Ihrem Diabetes zurechtkommt.

2. Vielleicht ist es gar nicht der Diabetes selbst, sondern die Art und Weise, wie Sie Ihren Diabetes handhaben, die Ihrem Partner Probleme bereitet. Wenn Sie z.B. Ihren Diabetes auf die leichte Schulter nehmen und sich nicht angemessen um ihn kümmern, dann mag Ihr Partner sich zu Recht Sorgen machen und Ihnen vorwerfen, Sie seien verantwortungslos.

So ging es Werner. Er hat seit 5 Jahren einen Typ–II Diabetes. Er wird auf Insulin ungestellt, da seine BZ–Werte mit Tabletten nicht mehr zu normalisieren sind. Seine Frau ist entsetzt. Sie will nicht wahrhaben, daß er jetzt Insulin braucht, wo er doch im letzten Urlaub bei viel körperlicher Aktivität noch gute BZ–Werte hatte. Sie glaubt, ihr Mann wolle es sich nur bequem machen, wieder mehr essen und weniger Sport treiben. Wenn er nur wollte, dann brauchte er bestimmt kein Insulin.

Daß Werners Frau Probleme mit der Umstellung von Tabletten auf Insulin hat, liegt sicher zu einem Teil an der Unkenntnis, wann ein Diabetiker Insulin braucht und welche Konsequenzen ein Insulinmangel hat. Eine große Rolle spielt aber auch das Mißtrauen gegenüber ihrem Mann. Sie weiß, daß ihr Mann dazu neigt, den Diabetes auf die leichte Schulter zu nehmen und sich nicht angemessen um ihn zu kümmern. Und sie weiß auch, daß dadurch das Risiko von Folgeerkrankungen größer ist. In ihrer Familie sind zwei Diabetiker mit Folgeerkrankungen, und sie glaubt berechtigterweise, mit mehr Disziplin hätten diese ihr Schicksal beeinflussen können. Sie hatten immer wieder starke Unterzuckerungen, bei denen sie Hilfe brauchten, und sie befürchtet, daß diese Belastung nun auch noch auf sie zukommt.

Indem Werner mit seinem Diabetes verantwortungsvoller umgeht, könnte er dazu beitragen, daß seine Frau weniger Probleme mit seinem Diabetes hat.

3. Wenn Ihr Partner sich durch den Diabetes in seiner freien Lebensgestaltung stark eingeengt sieht oder unrealistische Erwartungen an Sie in Sachen Gesundheit hat („Mein Partner sollte hundertprozentig gesund und leistungsfähig sein, und

ich möchte hundertprozentig sicher sein, daß er auch im Alter nicht krank wird". „Einen behinderten Partner zu haben, bedeutet, daß ich nicht fähig bin, einen normalen Partner zu finden".), stellt sich die Frage, ob Ihre Partnerschaft überhaupt langfristig eine Zukunft haben kann. Die Partnerschaft scheitert dann nicht an dem Diabetes, sondern an den unrealistischen Erwartungen des Partners.

4. Häufig bestehen auch schon vor dem Diabetes starke Belastungen und Konflikte, und der Diabetes eröffnet Ihrem Partner die Chance, eine schlechte Beziehung zu beenden.

5. Für die Rolle, die der Diabetes in der Partnerschaft spielt, ist es wichtig, wieviele Konflikte die Partner sonst haben. Wenn Sie sich viel streiten, wird natürlich auch der Diabetes einbezogen. Da liegt es dann nahe, daß Ihnen Ihr Partner vorwirft, daß Sie den Diabetes für bestimmte Zwecke benutzen oder daß etwas, was Sie sagen, nicht ernst zu nehmen sei, weil Sie bestimmt unterzuckert sind. Was ja dummerweise auch stimmen könnte. Dies alles wäre kein Hinweis auf eine besondere Rolle des Diabetes. Als Diabetiker können Sie auch in einer guten Partnerschaft nicht erwarten, wegen des Diabetes nie kritisiert zu werden.

Wie man dem Partner den Umgang mit dem Diabetes erschweren kann

1. Zu Problemen in der Partnerschaft kann es kommen, wenn z.B. (unausgesprochen) eine Abmachung besteht, daß der Diabetiker sich von seinem Partner versorgen läßt und der Partner diese Hilfe auch geben will. Es entsteht ein System von Zeichen und Regeln, das nur innerhalb dieser Partnerschaft gilt. Dadurch werden beide sehr abhängig voneinander. Eine solche Beziehung kann zwar ein Leben lang gutgehen, aber wenn die Abmachung nicht mehr von beiden akzeptiert wird oder wenn z.B. der Versorger selbst schwer erkrankt – ergeben sich sehr schwere Konflikte. Dann mag es sinnvoll

sich, wenn sich beide in eine Paartherapie begeben, um dort eine neue Basis für ihre Partnerschaft zu finden. Es ist für eine Beziehung besser, wenn klare Abmachungen herrschen, so daß jeder weiß, woran er ist. So lassen sich Mißverständnisse vermeiden.

2. Frauen haben öfter als Männer die Vorstellung, sie seien als Partnerinnen minderwertig. Dies äußert sich in Vorurteilen und Äußerungen wie: „Männer wollen eine gesunde Frau. Da hast du keine Chance. Überleg' es dir genau, ob du einem Mann Unglück bringen willst! Du bist behindert. Du wirst es nicht schaffen, eine Berufsausbildung zu machen und eine Familie zu gründen."

Durch solche Äußerungen lassen sich Frauen oft verunsichern und daran hindern, eine enge Beziehung einzugehen. Sie bleiben entweder alleine, weil sie glauben, aufgrund ihres Diabetes für keinen Mann interessant zu sein, oder aber sie gehen an jede neue Beziehung mit dem Gedanken heran, daß sie bestimmt bald in die Brüche gehen wird.

Wenn Sie überzeugt sind, daß kein Partner mit Ihnen zusammenleben will, dann gehen Sie mit diesem Vorurteil in jede neue Beziehung. Jede Unstimmigkeit mit Ihrem Partner werden Sie als Beweis dafür ansehen, daß Ihr Partner Sie nicht liebt und die Beziehung nicht gutgehen kann. Dies führt zu vielen Mißverständnissen in Ihrer Partnerschaft und die Wahrscheinlichkeit ist groß, daß sich Ihr Partner von Ihnen trennt oder Sie den ersten Schritt tun. Ihr Vorurteil wird so immer größer und die Chance, eine dauerhafte Beziehung zu finden, immer kleiner.

Bei Sonja, die Sie schon in der Einleitung zu diesem zweiten Teil des Buches kennengelernt haben, war das so. Das ist sehr schade. Ich erlebe in der Diabetikerschulung nämlich immer wieder, mit wieviel Mut, Engagement und Durchhaltevermögen Diabetikerinnen mit ihrem Partner gemeinsam Schwangerschaften planen, gesunde Kinder bekommen und normale Familien werden. Diabetes ist kein Hinderungsgrund für eine erfüllte Partnerschaft.

3. Jede Behinderung, auch der Diabetes, kann in einer Partnerschaft als (Druck)Mittel eingesetzt werden, eigene Bedürfnisse und Wünsche durchzusetzen oder den Partner zu manipulieren. Wenn Sie sich von Ihrem Partner vernachlässigt fühlen, dann benutzen Sie vielleicht Ihren Diabetes, um von Ihrem Partner Zuwendung und Aufmerksamkeit zu bekommen. Sie tun dann vielleicht so, als seien Sie hilflos oder es ginge Ihnen körperlich sehr schlecht, um Ihren Partner zu veranlassen, sich um Sie zu kümmern.

Helga ist 53 Jahre alt und hat seit 16 Jahren Diabetes. Sie fühlt sich von ihrem Mann, den sie vor drei Jahren heiratete, oft allein gelassen. Ihr Mann war von Anfang an etwas kühl. Helga hatte jedoch insgeheim gehofft, daß er wegen ihres Diabetes fürsorglicher werden würde. Diese Hoffnung erfüllte sich jedoch nicht, andererseits kann Helga ihre Bedürfnisse nach Zärtlichkeit und Zuwendung nicht äußern. Als sie einmal unterzuckert war, kümmerte sich ihr Mann sehr liebevoll um sie. Seit dieser Erfahrung haben ihre Unterzuckerungen zugenommen. Sie benutzte fortan ihren Diabetes, um ihr Bedürfnis nach Zuwendung zu befriedigen.

Viel schwieriger ist die Situation von Peter, der mit 35 Jahren fast alle diabetischen Folgeerkrankungen hat. Seine 30-jährige Frau hat ihn vor 8 Jahren geheiratet, als noch keine Folgeerkrankungen aufgetreten waren. Peter ist dialysepflichtig und sehr auf die Hilfe seiner Frau angewiesen, die jedoch völlig überfordert ist. Peter hat große Angst, von seiner Frau verlassen zu werden, und er vermutet, daß sie bereits einen anderen Mann hat. In seiner Not provoziert er nachts schwere Unterzuckerungen, indem er abends nichts ißt oder sich erbricht. Er hofft, es so seiner Frau schwerer zu machen, ihn zu verlassen.

Das Verhalten von Peter und Helga ist verständlich. Wir alle sehnen uns nach Zuwendung, und es ist für uns kein schöner Gedanke, von einem Partner, den man braucht, verlassen zu werden.

Ebenso problematisch ist es, wenn Sie sich hinter Ihrem Diabetes quasi verstecken, um Bedürfnisse und Wünsche Ihres Partners abzuwehren. So verweigern Sie vielleicht die Mithilfe bei bestimmten häuslichen Aufgaben mit dem Verweis, es ginge Ihnen gerade nicht gut oder Ihr Diabetes ließe das nicht zu.

Thomas hatte immer schon Probleme mit seiner Potenz. Er hatte schon immer Angst, seiner Frau nicht zu genügen, und kam sich minderwertig vor. Sein Diabetes ist nun für ihn eine willkommene Möglichkeit, um den sexuellen Wünschen seiner Frau aus dem Weg zu gehen. Er sagt ihr, daß er wegen des Diabetes zur Zeit nicht in der Lage sei, mit ihr zu schlafen.

Wenn Sie den Diabetes benutzen, um Ihren Partner zu manipulieren, dann tun Sie sich und der Partnerschaft keinen Gefallen. Ihr Partner merkt über kurz oder lang, daß Sie ihn mit dem Diabetes unter Druck setzen. Er wird dann nicht nur auf Sie und Ihren Diabetes ärgerlich, sondern fühlt sich auch getäuscht und ausgenutzt. Keine gute Basis für eine Partnerschaft. Werden Unterzuckerungen als Druckmittel benutzt, dann kann das auch gefährlich sein. Wenn der Partner Ihr Verhalten durchschaut, dann nimmt er Sie und Ihre Unterzuckerungen vielleicht nicht mehr ernst und leistet Ihnen keine Hilfe, wenn Sie wirklich darauf angewiesen sind. Ja, es kann auch passieren, daß Ihr Partner Ihnen bei allem, was Sie sagen, mißtraut, Sie nicht mehr ernst nimmt und sich ein Machtkampf entwickelt, bei dem Sie sich beide immer mehr entfremden.

Was Sie und Ihr Partner tun können, um Partnerschaftsprobleme aufgrund des Diabetes zu vermeiden

1. Eine gute Vorbeugung von Partnerschaftsproblemen ist, daß Sie lernen, Ihren Diabetes anzunehmen und zu bewältigen. Wenn Sie sich darüber ärgern, daß Sie Diabetes haben und

gegen ihn kämpfen, dann werden Sie leichter auf Ihren Partner ärgerlich, egal ob dieser viel oder wenig Rücksicht auf Sie nimmt. Wenn Sie sich als Krüppel ansehen, werden Sie besonders hellhörig, wenn Ihr Partner nur die leiseste Andeutung macht, daß Sie eine bestimmte Aktivität nicht mitmachen.

2. Verschaffen Sie sich gute Diabeteskenntnisse und einen guten Umgang mit dem Diabetes, so daß Sie alle Diabetesprobleme (weitgehend) vermeiden und der Diabetes dauerhaft im Hintergrund bleiben kann. Entwickeln Sie eine Routine im Umgang mit Ihrem Diabetes und arbeiten Sie daran, daß Sie Ihrem Diabetes gegenüber nur selten starke negative Gefühle entwickeln. Dann kann sich Ihre Partnerschaft (ebenso wie die eines Allergikers, Asthmatikers oder jedes anderen Menschen mit einer chronischen Krankheit oder Behinderung) genauso entwickeln wie mit einem „gesunden" Menschen (der ja auch seine Fehler hat).

3. Informieren Sie Ihren Partner darüber, worauf es beim Diabetes ankommt, so daß er abschätzen kann, wie gut Sie den Diabetes bewältigen. Damit weiß er dann, ob und inwieweit er evtl. dabei helfen muß, daß Sie besser mit dem Diabetes zurechtkommen, um das Risiko für Komplikationen und Folgeerkrankungen zu verringern. Als Diabetiker sollten Sie Ihre Probleme im Umgang mit dem Diabetes möglichst von Anfang an mit Ihrem Partner besprechen, damit keine Illusionen entstehen. Manch ein Partner kämpft jahrelang bis zur Erschöpfung darum, daß der Diabetiker sich besser um den Diabetes kümmert, und dann folgt am Ende doch die Verzweiflung, wenn er schwere Folgeerkrankungen nicht verhindern konnte.

Die Eheleute W. sind seit 35 Jahren verheiratet. Herr W. hat seit 55 Jahren Diabetes. Beide haben ein erfüllte Berufsleben hinter sich. Frau W. hat sich immer um den Diabetes gesorgt, aber ihr Mann hat Wert darauf gelegt, alles allein zu machen. Es ist für ihn immer ein Problem gewesen, die Hilfe seiner Frau bei Unterzuckerungen anzunehmen. Er empfand es als Schwäche, sich von seiner Frau helfen zu lassen. In der letzten Zeit hat dies zu ernsthaften Problemen geführt, weil Herr W. in seinen Unterzuckerungen völlig hilflos ist und sich dann selbst Verletzungen zufügt. Frau W. ist dadurch sehr belastet und in ständiger Angst vor Unterzuckerungen. Sie traut sich kaum, ihren Mann für längere Zeit allein zu lassen, obwohl er sie dazu immer wieder ermutigt. Nach der letzten schweren Unterzuckerung hat sie darauf bestanden, mit ihrem Mann einen Fachmann aufzusuchen, um eine bessere Lösung für dieses Problem zu finden.

4. Machen Sie den Diabetes nicht zum Mittelpunkt Ihrer Partnerschaft. Ein Diabetes ist zwar von Anfang an immer auch ein gemeinsames Projekt. Er sollte jedoch im Alltag nicht das wichtigste Projekt sein oder jedenfalls nicht bleiben. Auch sollten Sie Ihren Partner nicht bei allen Fragen und Problemen zu Rate ziehen. Damit hätte der Diabetes ein viel zu großes Gewicht und würde eine aktive und kreative Partnerschaft behindern. Projektleiter müssen Sie bleiben.

5. Kümmern Sie sich selbstverantwortlich um Ihren Diabetes und wenden sich nur bei besonderen Problemen an Ihren Partner, um ihn um Rat und Hilfe zu bitten. Alle Alltagsprobleme sollten Sie selbständig lösen können. Als Diabetiker, auch wenn Sie das Pech hatten, Folgeerkrankungen zu bekommen, ist es für Sie und die Partnerschaft das Beste, wenn Sie sich möglichst viel allein helfen. Ihr Partner kann Sie unterstützen, aber er sollte Ihnen nicht da helfen, wo Sie sich selbst ganz gut alleine helfen können. Es ist auch gut, als Diabetiker vom Anfang einer Partnerschaft an darauf zu achten, daß einen der Partner nicht in Watte packt.

6. Ihr Partner sollte wissen, daß er Ihnen zwar helfen kann, daß der Diabetes jedoch letztlich von Ihnen in eigener Verantwortung zu führen ist. Es kann für beide zu einer ständigen Qual werden, wenn Ihr Partner immer wieder versucht, Sie zu einem verantwortlicheren Umgang mit dem Diabetes zu bewegen.

7. Mißbrauchen Sie Ihren Diabetes nicht als Druckmittel, um von

Ihrem Partner Zuwendung zu bekommen. Vermeiden Sie es, ihn auch als Ausrede zu benutzen, wenn Sie bestimmte Wünsche Ihres Partners nicht erfüllen möchten.

8. In einer guten Beziehung achten beide Partner auch auf die Bedürfnisse des anderen, so daß es ganz normal ist, wenn der nichtdiabetische Partner sich auch etwas auf den Diabetes einstellt, wenn er mit auf Unterzuckerungen achtet und vielleicht Glukagon spritzen kann. Umgekehrt muß sich der Diabetiker auch auf die Bedürfnisse des Partners einstellen, indem er z. B. nicht fordert, der Partner solle nun seinen Regeln folgen. Ich plädiere nicht dafür, daß der Diabetiker immer allein alles mit dem Diabetes regeln sollte. Wer keine Hilfe annehmen kann, kann ebenso viele Probleme bekommen wie derjenige, der ständig Hilfe haben will, besonders bei schweren Unterzuckerungen. Es würde aber Schwierigkeiten geben, wenn der Diabetiker viel mehr Hilfen vom Partner verlangt, als dieser geben kann oder will. Es ist auch eine Überforderung, vom Partner zu erwarten, daß er am Diabetes immer alles akzeptieren soll. Wie soll ich meinem Partner etwas zumuten, was mir selbst nicht immer gelingt?

9. Das wichtigste bei allen Problemen mit dem Partner ist das Gespräch. Wenn der Diabetes Ihre Beziehung nicht ernsthaft gefährden soll, müssen Sie mit Ihrem Partner über Ihre Bedürfnisse und Probleme sprechen und gut zuhören, was Ihr Partner zu sagen hat. Teilen Sie sich gegenseitig mit, was Sie sich in bezug auf den Diabetes wünschen, und überlegen Sie, ob und wie Sie gemeinsam Lösungen finden können. Oftmals ist es sehr hilfreich, einen unparteiischen Dritten in Form eines Psychotherapeuten hinzuzuziehen.

Kapitel 14
Wenn Ihr Selbstwertgefühl unter Ihrem Diabetes leidet

Wie fühlen Sie sich als Diabetiker? Haben Sie das Gefühl, minderwertig und weniger wert zu sein? Haben Sie Angst, von anderen abgelehnt zu werden, wenn Sie diesen sagen, daß Sie Diabetes haben? Denken Sie, als Diabetiker nur ein „halber Mensch" zu sein? Verurteilen Sie sich dafür, daß Sie Diabetes haben? Haben Sie Probleme damit, anderen zu sagen, daß Sie Diabetiker sind? Haben Sie wegen des Diabetes Hemmungen, selbstsicher aufzutreten?

Viele Menschen, die behindert sind, sei es, daß es sich um eine für alle erkennbare Behinderung handelt oder um eine nicht direkt sichtbare, fühlen sich aufgrund ihrer Behinderung minderwertig. Sie fühlen sich anderen unterlegen und haben dadurch im Alltag eine Menge Probleme, die ihnen das Leben noch schwerer machen. Wenn Sie einige der obigen Fragen mit ja beantwortet haben, dann leiden Sie höchstwahrscheinlich unter einem geringen Selbstwertgefühl. Schauen wir uns einmal an, welche Probleme sich daraus für Sie ergeben können.

Die Folgen eines geringen Selbstwertgefühls

1. Sie versuchen mit anderen leistungsmäßig gleichzuziehen, um sich und anderen zu beweisen, daß Sie als Diabetiker voll und ohne Einschränkungen leistungsfähig sind. Durch dieses Sich–Beweisen–Müssen besteht die Gefahr, daß Sie sich überfordern, ständig unter Erfolgsdruck stehen und sich getrieben und rastlos fühlen. Die Folgen können weitere körperliche Probleme sein.

2. Sie versuchen Ihren Diabetes geheimzuhalten, aus Angst, andere könnten Sie nicht mehr für vollwertig halten und Sie ablehnen. Durch Ihre Geheimhaltung geraten Sie immer wieder in schwierige Situationen, in denen Sie viele Ausreden erfinden müssen, um Ihr Verhalten zu erklären.

3. Sie reagieren verärgert, wenn andere Ihnen Fehler vorwerfen oder Sie kritisieren. Überhaupt haben Sie eine sehr feine Antenne für kritische Äußerungen. Sie hören aus den Worten anderer sehr schnell Angriffe heraus, glauben, daß diese Sie nicht für voll nehmen, und empfinden vieles als Kritik, was gar nicht so gemeint ist.

4. Wenn Ihr Partner oder andere Rücksicht auf Ihren Diabetes nehmen, dann unterstellen Sie dem anderen, er halte Sie für unfähig, selbst für sich zu sorgen oder eine Aufgabe zu bewältigen. Sie denken dann vielleicht: „Er sollte mich nicht wie ein kleines Kind behandeln".

5. Sie versuchen, stets eine perfekte Einstellung zu haben und ein vorbildlicher Diabetiker zu sein, der sich und seine diabetischen Probleme voll im Griff hat. Sie erlauben sich nicht, schwach zu sein, bzw. versuchen vor anderen stets den Eindruck zu erwecken, Sie stünden über allen Problemen. Das kostet Sie sehr viel Kraft und Energie. Da Sie es aber nicht tatsächlich schaffen, alle Probleme in den Griff zu bekommen, verfallen Sie immer wieder in Phasen der Resignation und Depression. Als vorbildlicher Diabetiker können Sie es sich natürlich auch nicht erlauben, andere, wie etwa Ihren Partner, um Hilfe zu bitten, wenn es Ihnen nicht so gutgeht. Sie sind deshalb auf sich gestellt und fühlen sich oft sehr einsam.

6. Sie sind furchtbar sauer auf sich, wenn Sie einen Fehler machen oder es nicht schaffen, Ihren BZ gut einzustellen.

7. Sie fühlen sich Ihrem Diabetes ausgeliefert. Er beherrscht Sie und nicht Sie ihn.

Wenn Sie unter Depressionen leiden

Viele Gedanken können Sie depressiv machen: die Überbewertung der Einschränkungen durch den Diabetes; die Übertreibung von Schwierigkeiten für das eigene Handeln; eine negative Selbstbewertung und Selbstmitleid; eine Vorwurfshaltung gegenüber anderen, die nicht jede Hilfe leisten; der Zukunftspessimismus. Aus alldem folgt schließlich Inaktivität. Wer zu depressiven Gedanken neigt - und das tun zwei Drittel aller Menschen zumindest zeitweilig - kann auch auf seinen Diabetes depressiv reagieren.

Sie können selbst eine Menge tun, um Ihren depressiven Gefühlen den Wind aus den Segeln zu nehmen:

1. Machen Sie aus einer Mücke keinen Elefanten. Viele depressive Stimmungen verschwinden von alleine wieder, ohne daß Sie gezielt etwas dagegen tun. Die folgenden Schritte sollten Sie gehen, wenn eine Depression anhält, wenn Sie nicht aufhören können, sich selbst abzuwerten und nur noch schwarz zu sehen.

2. Schreiben Sie Ihre depressiven Gedanken auf und überprüfen Sie sie. Sehen Sie sich noch einmal die Beispiele, besonders im Kapitel 9 „Was können Sie tun, um Ihre Verzweiflung zu überwinden?“ an. Üben Sie die hilfreichen Gedanken immer wieder und vergessen Sie nicht, daß sich die gefühlsmäßige Entlastung als letztes einstellt.

3. Lernen Sie, Ihre Wünsche gegenüber anderen Menschen deutlich zu äußern. Wünsche kann man leider, auch wenn es sehr schön wäre, nicht von den Augen ablesen. Akzeptieren Sie, daß andere nicht nur für Sie dasein können. Muten Sie anderen zu, auch dann mit Ihnen in Kontakt zu bleiben, wenn es Ihnen nicht so gutgeht, auch wenn Sie sich depressiv fühlen.

4. Ziehen Sie sich nicht aus allen Aktivitäten zurück. Sie können

lernen, auch dann aktiv zu bleiben, wenn es Ihnen nicht so gut geht. Wenn Sie bei jeder Schwierigkeit gleich aufgeben, wird es immer schlimmer.

5. Weichen Sie nicht auf scheinbare Problemlöser wie Drogen, Tabletten oder Alkohol aus.

Wenn Sie es allein oder in der Selbsthilfegruppe nicht schaffen, eine bessere Lösung für sich zu finden, wenden sie sich an einen Psychotherapeuten, ehe Ihre Depression immer mehr um sich greift.

Was es heißt, sich selbst mit seinem Diabetes anzunehmen

Sich mit einer Behinderung anzunehmen bedeutet, sich in Gedanken nicht dafür zu verurteilen und abzuwerten, daß man anders ist als viele andere. Es bedeutet, sich für ebenso wertvoll und kompetent anzusehen wie Nichtbehinderte. Es bedeutet, zu sich selbst so freundlich und nett zu sein wie zu einem Freund. Es bedeutet, durch sein Verhalten zu zeigen, daß man wichtig ist und es verdient, respektiert zu werden.

Es gibt tausende von Gründen, warum Menschen sich einreden, sie seien minderwertig. Sei es, weil sie sich für zu klein oder zu groß, für zu dick oder zu dünn halten, weil sie eine Glatze haben oder zu behaart sind, weil sie Falten haben, weil sie glauben, dümmer als andere zu sein, weniger Erfolg als andere zu haben, keinen Partner oder keine Arbeitsstelle haben, weil sie sich nicht getrauen, sich durchzusetzen, weil sie seelische Probleme haben, usw. Wir könnten ein ganzes Buch nur mit solchen Gründen füllen, die Menschen als Grund dafür angeben, weshalb sie sich minderwertig fühlen.

Woher kommt es, daß wir uns so schnell verurteilen und ablehnen?

Jeder von uns hat von sich eine Idealvorstellung, d. h. eine Vorstellung, wie er sein sollte. Dieses Ideal ist das Ergebnis von vergangenen Erfahrungen mit Eltern, Erziehern und Gleichaltrigen. Wenn wir es nicht schaffen, unserem Ideal zu entsprechen – fast kein Mensch tut das – dann verurteilen wir uns dafür als gesamte Person. Wir sagen nicht: „Schade, daß ich nicht so und so bin", sondern, „Weil ich so und so bin, bin ich minderwertig". Wir schließen von unseren Eigenschaften und unserem Verhalten auf unseren Wert als Mensch. Weil ich eine Glatze habe, bin ich minderwertig und muß mich dafür schämen. Weil ich mich nicht durchsetzen kann, bin ich ein Feigling. Weil ich nicht so erfolgreich bin wie andere, zeigt das, daß ich ein Versager bin.

Wir picken uns also ein Merkmal an unserer Person heraus, das wir für schlecht halten, und sagen: „Daß ich so und so bin, macht mich zu einem minderwertigen Menschen". Wir schließen von Eigenschaften oder Verhaltensweisen auf uns. Verurteilen wir ein Verhalten von uns, dann verurteilen wir uns automatisch als Mensch. Können wir eine Eigenschaft von uns nicht leiden, dann können wir uns auch als Mensch nicht leiden. Das ist genauso, als würden wir einen Obstbaum, der neben sehr schönen Äpfeln auch ein paar faule Äpfel trägt, als minderwertig ansehen.

Nichts und niemand ist perfekt. Wir alle haben unsere Fehler und Schwächen, solange wir leben. Inwieweit uns diese in unserem Leben beeinträchtigen, hängt davon ab, wie wir mit ihnen umgehen. Wenn wir uns für unsere Fehler verurteilen, dann wählen wir den schlechtesten Weg, da wir dann unser größter Feind sind und nie zur Ruhe kommen. Wenn wir etwas an uns, das uns nicht gefällt, ändern können und uns darum bemühen, wunderbar. Wenn es sich jedoch um Dinge handelt, die wir nicht ändern können, mit denen wir leben müssen wie etwa dem Diabetes, dann tun wir uns selbst und unseren Mitmenschen den größten Gefallen, wenn wir uns mit diesen Schwächen akzeptieren und uns weiterhin als vollwertigen Menschen ansehen.

Was Sie tun können, um Ihr Selbstwertgefühl zu erhöhen

1. Rufen Sie sich in Erinnerung, daß Sie aus hunderten von Eigenschaften, Fertigkeiten und Fähigkeiten bestehen, die nicht durch den Diabetes in Frage gestellt werden können. Der Diabetes ist eines unter vielen Merkmalen, die Sie charakterisieren.

2. Lesen Sie nochmals in Kapitel 9 nach, wie Sie lernen können, sich mit dem Diabetes anzunehmen.

3. Fragen Sie Freunde und Bekannte danach, was sie an Ihnen schätzen. Sicher stoßen Sie noch auf positive Eigenschaften, die Ihnen selbst nicht einfallen oder die Sie zu gering erachten.

4. Trennen Sie Ihre Eigenheiten und Verhaltensweisen von Ihrer Person. Gleichgültig, was auch immer Sie tun und welche einzelnen Charakteristika Sie aufweisen, Sie bleiben immer ein Mensch mit Stärken und Schwächen. Es gibt keine allgemeingültigen Normen, nach denen man den Wert eines Menschen beurteilen kann, also ist es auch nicht sinnvoll, sich wegen des Diabetes als minderwertigen Menschen zu bezeichnen. Vergleicht man Menschen nach dem Kriterium „normal funktionierende Bauchspeicheldrüse" miteinander, so können wir sagen, Sie erfüllen dieses eine Kriterium nicht. Doch deshalb sind Sie kein minderwertiger Mensch.

Schlußwort

Liebe Leserin, lieber Leser,

ich danke Ihnen, daß Sie mich bis hierhin begleitet haben. Ich habe versucht, Ihnen in diesem Buch alle Erfahrungen, die ich selbst mit meinem Diabetes gesammelt habe, und die, die mir andere Diabetiker in meinen Gruppen anvertrauten, mitzuteilen.

Legen Sie bitte das Buch jetzt nicht für immer aus der Hand, sondern betrachten Sie es als Begleiter, den Sie sich immer einmal wieder zu Hilfe rufen können. Der Umgang mit dem Diabetes ist eine lebenslange Herausforderung.

Ich wünsche Ihnen, daß Sie die Ihnen eigenen Kräfte aktivieren können, sich mit dem Diabetes ein zufriedenes Leben zu gestalten.

Ihr
Dr. Axel Hirsch

Empfehlenswerte Literatur

Allgemeine Bücher für Typ-I- oder Typ-II-Diabetiker:

K. Howorka: Insulinabhängig? Ein Patientenbuch für die Behandlung mit Selbstkontrolle und mehrfachen Injektionen oder einer steuerbaren Insulinpumpe. 3. Auflage. Mainz: Kirchheim, 1989
V. Jörgens, M. Grüßer und M. Berger: Mein Buch über den Diabetes mellitus. Ausgabe für Typ-I-Diabetiker, 6. Auflage. Mainz: Kirchheim, 1991
V. Jörgens, M. Grüßer und P. Kronsbein: Mit Insulin geht es mir wieder besser. Für ältere Diabetiker, die Insulin spritzen. 2. Auflage. Mainz: Kirchheim, 1991
V. Jörgens, M. Grüßer und P. Kronsbein: Wie behandle ich meinen Diabetes. Für Typ-II-Diabetiker, die nicht Insulin spritzen. 6. Auflage. Mainz: Kirchheim, 1992
H. Krönke: Diabetes. 3. Auflage. Niedernhausen: Falken-Verlag, 1990
H. Mehnert, E. Standl: Das Handbuch für Diabetiker. 6. vollst. bearbeitete Auflage. Stuttgart: Trias, 1991
M. Siebolds: Diabetes. Ratgeber für Typ-II-Diabetiker. Köln: Bund-Verlag, 1991
B. Willms: Was ein Diabetiker alles wissen muß. 6. überarbeitete und erweiterte Auflage. Mainz: Kirchheim, 1989

Spezielle Bücher

a) Ernährung

C. Latzel: Bäckereien und Süßspeisen für Diabetiker. München: Heyne, 1989
C. Latzel: Vollwertkost für Diabetiker. München: Heyne, 1990
L. Nassauer, A. Fröhlich-Krauel und R. Petzold: Für Diabetiker. Das GU-Bildkochbuch. München: Gräfe und Unzer, 1990

b) Sport

R. Breuer-Schüder: Sportratgeber für Diabetiker – Die praktische Orientierung. Mainz: Kirchheim, 1992

F. W. Kemmer: Diabetes und Sport ohne Probleme. 2. Auflage. Mainz: Kirchheim, 1990

c) Leben mit Diabetes

G. Ott: Mein süßes Leben. Mainz: Kirchheim, 1990

d) Seelische Bewältigung von Problemen

R. Merkle: So gewinnen Sie mehr Selbstvertrauen. 3. Auflage, Mannheim: Pal, 1992

D. Wolf und R. Merkle: Gefühle verstehen, Probleme bewältigen. 9. Auflage, Mannheim: Pal, 1992

D. Wolf: Ängste verstehen und überwinden. 5. Auflage, Mannheim: Pal, 1992

Zeitschriften

Diabetes Journal. Offizielles Organ der Deutschen Diabetes-Gesellschaft, des Deutschen Diabetiker-Bundes und der Deutschen Diabetes-Union. Verlag Kirchheim, Mainz. Erscheint monatlich

Insuliner – Selbsthilfegruppen insulinpflichtiger Diabetiker. Insuliner-Verlag, Am Heydwolf 16, 3575 Kirchhain-Schönbach. Erscheint zweimal jährlich.

Subkutan. Zeitschrift der Landesverbände Nordrheinwestfalen, Hessen und Hamburg des Deutschen Diabetiker-Bundes. Montania-Druck, Postfach 10 27 44, 4600 Dortmund 1.

Anschriften von Verbänden

Deutscher Diabetiker-Bund, Danziger Weg 1,
5880 Lüdenscheid. Tel: 0 2351 – 850 53.

Deutscher Diabetiker-Verband, Hahnbrunner Str. 46,
6750 Kaiserslautern. Tel.: 0631 – 764 88.

Österreichische Diabetikervereinigung, Moosstr. 18,
A-5020 Salzburg. Tel.: 0662-827722

Schweizerische Diabetesgesellschaft, Forchstr. 95,
CH-8032 Zürich. Tel.: 01-3831315

Sachwortverzeichnis	Seitenzahl